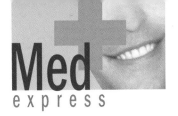

Med
e x p r e s s

Maux de tête

D1270332

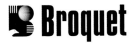

97-B, Montée des Bouleaux, Saint-Constant, PQ, Canada J5A 1A9,
Tél. : (450) 638-3338 Téléc. : (450) 638-4338 Internet : http ://www.broquet.qc.ca
Courriel : info@broquet.qc.ca

Catalogage avant publication de Bibliothèque et Archives Canada

Vedette principale au titre :

    Maux de tête

    (MedExpress)

    Traduction de : Overcoming headaches.

    ISBN 2-89000-784-7

    1. Céphalée - Médecines parallèles - Ouvrages de vulgarisation. 2. Céphalée - Traitement - Ouvrages de vulgarisation. I. Ledilicocq, Pierre-Yves. II. Périllat, Françoise. III. Collection: MedExpress (Saint-Constant, Québec).

RC392.O8314 2006   616.8'49106   C2006-940927-7

Pour l'aide à la réalisation de son programme éditorial, l'éditeur remercie :
Le gouvernement du Canada par l'entremise du programme d'aide au développement de l'industrie de l'édition (PADIÉ) ; La Société de développement des entreprises culturelles (SODEC) ; L'Association pour l'exportation du livre canadien (AELC) ;
Le gouvernement du Québec – Programme de crédit d'impôt pour l'édition de livres – Gestion SODEC.

Titre original : Overcoming headaches
Copyright © Trident Reference Publishing

Photos © Trident Reference Publishing, © Getty Images,
Photos © Jupiter Images, © Planstock, © J. Alonso

Rédacteur : Simon St. John Bailey
Direction éditoriale : Isabel Toyos
Direction artistique : Aline Talavera

Pour l'édition en langue française :
Copyright © Ottawa 2006
Broquet inc.
Dépôt légal – Bibliothèque nationale du Québec
3ᵉ trimestre 2006

Traduction : Pierre-Yves Ledilicocq
Révision : Denis Poulet, Marcel Broquet

ISBN : 2-89000-784-7

Imprimé en Malaisie

NOTE :

Ce guide vise à présenter des informations d'ordre général sur le sujet. Il ne prétend aucunement remplacer un diagnostic médical personnalisé, les conseils et les traitements prescrits par un médecin ou tout autre membre du personnel de la santé. **Il faut toujours consulter son médecin ou un professionnel de la santé avant d'entreprendre toute forme de traitement.**

Les éditeurs et les auteurs se dégagent de toute responsabilité, perte, blessure ou dommage résultant, directement ou indirectement, de l'utilisation et de la mise en pratique du contenu de ce livre.

Table des matières

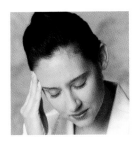

Qu'est-ce qu'un mal de tête ?

Au moins une personne sur deux souffre de maux de tête au cours de sa vie. Les maux de tête sont des affections courantes qui ont pour origine toute une gamme de problèmes physiques. De plus, il existe plusieurs types de maux de tête ; certains sont transitoires, alors que d'autres sont chroniques et exigent un traitement particulier.

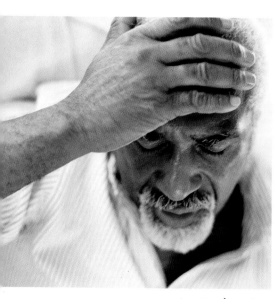

✚ Le mal de tête classique est généralement lié à un certain nombre de maux courants, tels les troubles digestifs (surconsommation d'aliments et d'alcool, troubles gastro-intestinaux, indigestion provoquée par des aliments trop gras, constipation), les troubles de la vue, les sinusites, les contractions musculaires et la tension. Dans la plupart des cas, ce type de mal de tête est facile à soulager. Il en va autrement pour les migraines, qui ont tendance à se manifester de manière répétitive et chronique. La douleur provoquée par la migraine peut être légère ou intense, souvent accompagnée d'une douleur lancinante à la tête. Les causes précises des migraines sont inconnues, bien que leur diagnostic puisse être posé à partir de symptômes préalables tels des troubles de la vue ou des nausées. En plus de ces symptômes, les personnes qui en souffrent se plaignent de voir des « petites lumières », d'être plus sensibles à la lumière (au point d'éviter les endroits très éclairés), et elles présentent d'autres signes qui accompagnent la douleur, par exemple des sautes d'humeur, des vomissements et la perte d'appétit.

Les migraines sont souvent héréditaires, mais leur mécanisme de transmission n'est pas encore bien compris. Les migraines sont provoquées par la contraction des vaisseaux sanguins, par des changements chimiques au cerveau, par des troubles hormonaux ou par d'autres anomalies héréditaires. Les migraines chroniques doivent être traitées par un médecin et exigent des soins médicaux particuliers. Enfin, la migraine provoquée par l'hypertension artérielle, accompagnée de douleurs au cou ou à la nuque, exige une attention médicale immédiate.

L'ENVIRONNEMENT ET LES MAUX DE TÊTE
Les maux de tête provoqués par la tension sont considérés comme des maladies environnementales, car des facteurs externes en sont généralement la cause : une mauvaise posture, le stress, la dépression ou encore un rythme de vie effréné.

TYPES DE MAUX DE TÊTE

Migraines.
Douleur intense d'un côté de la tête, toujours récurrente au même endroit, accompagnée de troubles de la vue et de l'ouïe, de nausées et de vomissements.

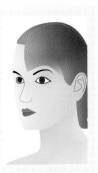

Maux de tête causés par des troubles digestifs.
Comprend les maux de tête accompagnés de maux d'estomac, de douleurs intestinales, rénales et à la vésicule biliaire. Résultent parfois d'une surconsommation d'alcool, d'une intolérance à un aliment ou à un additif alimentaire.

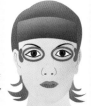

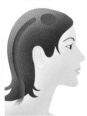

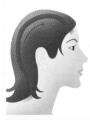

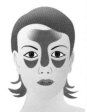

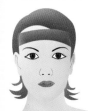

Maux de tête causés par le stress.
La douleur est diffuse, de la nuque jusqu'au sommet du crâne.

Maux de tête causés par la tension.
La contraction des muscles provoque une douleur plus ou moins intense, de la nuque jusqu'au front.

Maux de tête causés par la sinusite.
L'inflammation interne de l'une des huit cavités synoviales peut provoquer une douleur intense, intermittente ou chronique, autour des yeux, du nez ou du front.

Maux de tête causés par l'anxiété.
La douleur est diffusée sur le front.

Comment soigner les maux de tête

La plupart des maux de tête sont inoffensifs et peuvent être soulagés par un analgésique. L'automédication n'est cependant pas sans danger et, plutôt que de traiter le problème, vous risquez de développer une accoutumance aux médicaments. Il existe plusieurs remèdes naturels qui sont efficaces dans la prévention et le traitement des maux de tête.

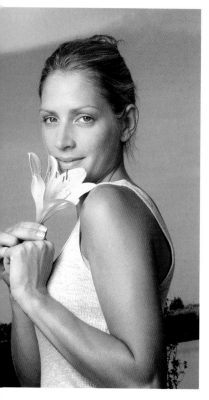

Si vous souffrez de maux de tête récurrents, il est important d'identifier les zones atteintes et d'analyser les situations qui les provoquent : certains aliments, une surconsommation de tabac ou d'alcool, un manque d'exercice, des facteurs environnementaux ou une réaction à un nouveau médicament. Vous serez ainsi mieux en mesure de commencer à contrôler votre mal de tête. Par exemple, si la douleur est épisodique et a tendance à disparaître au bout de quelques heures, vous pouvez l'atténuer entre-temps en vous reposant dans une pièce assombrie, en prenant une douche chaude ou en recevant un massage réconfortant avec des huiles essentielles. Mais si la douleur est persistante et récurrente, il vaut mieux consulter un médecin.

TRAITEMENT MÉDICAL

Il est déconseillé de s'automédicamenter, même si vos maux de tête sont sans conséquence, car la surconsommation d'analgésiques en vente libre sans surveillance médicale risque d'aggraver les choses. Les maux de tête seront peut-être plus fréquents et plus pénibles, de sorte que vous aurez tendance à combattre la douleur en prenant des doses de médicaments de plus

THÉRAPIES COMPLÉMENTAIRES

L'approche holistique est très efficace dans le traitement des maux de tête provoqués par la tension ou par des habitudes de vie malsaines. Elle vise à harmoniser et à évacuer les tensions quotidiennes, contribuant ainsi à prévenir les maux de tête et à traiter ceux qui sont récurrents. Parmi les différentes thérapies complémentaires, les plus efficaces sont :

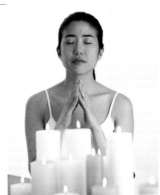

- *Les infusions et les décoctions de plantes médicinales.*
- *L'aromathérapie (huiles essentielles et compresses).*
- *Le yoga.*
- *Le shiatsu.*
- *Les massages chinois et les automassages.*

- *La réflexologie.*
- *L'hydrothérapie.*
- *Un régime alimentaire approprié, par exemple des aliments faibles en gras qui maintiennent un taux de sucre constant dans le sang (voir* Les aliments qui guérissent, *page 46).*

en plus fortes. Il en résulte un cercle vicieux qui ne vise pas à soulager la douleur ou à guérir la maladie, mais plutôt à prévenir l'apparition de la douleur. La consommation continue d'analgésiques n'est pas sans effets secondaires : par exemple, l'aspirine agit sur la coagulation du sang, et peut, entre autres, provoquer des ulcères ou d'autres perturbations physiologiques.

Il existe de nombreux remèdes complémentaires naturels pour soulager les symptômes du mal de tête. Les traitements holistiques tels les teintures et l'exercice jouent un rôle important dans le traitement des maux de tête, et le résultat est parfois immédiat sans qu'il y ait d'effets secondaires ou d'accoutumance.

RÉSULTATS IMMÉDIATS

Voici quelques stratégies simples pour soulager les maux de tête :
- Allongez-vous dans une pièce sombre et silencieuse. Tirez les rideaux, éteignez la télévision et débranchez le téléphone. En relaxant la mâchoire autant que possible, inspirez et expirez profondément tout en détendant les muscles, les uns après les autres. Fermez les yeux et visualisez des paysages magnifiques, ou imaginez un endroit silencieux pour vous y évader et vous détendre mentalement et physiquement.
- Prenez une douche chaude et laissez l'eau couler sur les muscles tendus qui sont souvent à la source des maux de tête.
- Demandez à quelqu'un de vous masser les tempes et le cou, ou pratiquez un automassage.

Un mode de vie sain

Un mode de vie sain, un régime alimentaire équilibré et des exercices physiques réguliers vous aideront à lutter contre le stress et les
autres facteurs d'anxiété qui peuvent causer des maux de tête.

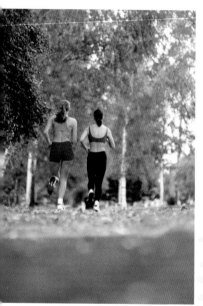

La probabilité de souffrir d'un mal de
tête sera réduite si vous gérez bien les
situations stressantes et les tensions psychologiques et émotives tout en maintenant un rythme de vie sain. Avec l'aide
d'un spécialiste, vous saurez identifier les
habitudes quotidiennes qui provoquent des
maux de tête récurrents. Voici quelques
conseils d'ordre général :

Bien dormir
Essayez de respecter un horaire régulier en
vous couchant et en vous réveillant toujours à la même heure, et en vous assurant
de dormir au moins sept heures chaque
nuit. Ensuite, établissez et respectez un
horaire strict pour vos autres activités quotidiennes. L'organisme a besoin d'un sommeil répa-
rateur. Assurez-vous d'une bonne nuit de sommeil à
l'aide d'un matelas confortable, évitez de manger
avant d'aller au lit et de surconsommer du café, de
l'alcool et des cigarettes.

Manger des aliments sains
Un régime alimentaire sain ne se limite pas à consommer certains aliments plutôt que d'autres (voir
Combattre les maux de tête par les aliments, page 46),
il doit également reposer sur un horaire régulier qui
permet de manger sans avoir à se presser. Aussi,
adoptez un régime équilibré et consommez les qua-
tre repas traditionnels : le petit-déjeuner, le dîner, la
collation et le souper.

■ Faire de l'exercice régulièrement

Si vous avez négligé vos exercices habituels, commencez par des marches quotidiennes, 15 minutes par jour au début, en augmentant la cadence peu à peu jusqu'à ce que vous ayez acquis suffisamment d'endurance pour marcher une heure chaque jour. La pratique modérée d'un sport, ou encore soulever des poids, aide à corriger une mauvaise posture (surtout du dos et des épaules). Si vous travaillez assis ou à l'ordinateur trop longtemps, faites une pause toutes les heures pour soulager la tension musculaire des épaules et du cou tout en assouplissant les muscles du dos (en faisant des étirements vers l'avant et vers l'arrière), le menton soulevé, les yeux fermés, et en respirant profondément.

LES ALIMENTS À ÉVITER

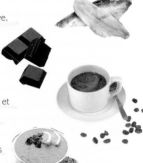

- Le chocolat.

- Les poissons en conserve, le hareng mariné, les crustacés et le gibier.

- Les fromages affinés ou fermentés.

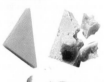

- Le café, le thé, les colas et le lait au chocolat (en quantités excessives).

- Les boissons alcooliques (surtout la bière).

- Le beurre et la crème entière.

- Les olives, les cornichons et autres légumes macérés dans du vinaigre.

- Les lentilles, les pois chiches, les choux et les oignons.

■ Réduire le stress

Il n'est pas toujours possible d'éviter toutes les situations stressantes, mais vous pouvez mettre en pratique plusieurs stratégies pour réduire les effets de la tension quotidienne. Par exemple, faites des exercices de relaxation et de méditation. Lorsque vous devez affronter des situations difficiles, essayez différentes méthodes et, au besoin, consultez un psychothérapeute.

Le yoga contre la tension

Comme la tension et l'anxiété provoquent souvent des maux de tête, certaines positions du yoga – qui favorisent la relaxation – contribuent à prévenir et à soulager les maux de tête et les migraines.

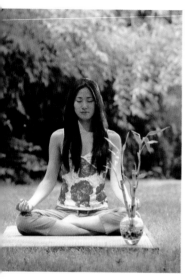

Le yoga est une discipline très bénéfique dont la pratique favorise un mode de vie sain et équilibré, prévenant l'apparition et l'accumulation de tensions et de stress dans l'organisme. Par la pratique du yoga, l'énergie est canalisée de manière constructive, notre esprit est calmé et nous éprouvons un sentiment de bien-être. Cette discipline favorise le transport de l'oxygène vers le cerveau (ce qui réduit au minimum les sautes d'humeur), tout en alignant correctement tous nos muscles. La pratique du yoga contribue également à réguler la circulation sanguine vers la tête et à réduire la tension musculaire.

Le yoga est tout à fait indiqué pour ceux qui ne peuvent prendre de médicaments, car il constitue un traitement naturel efficace à long ou à court terme.

LES POSITIONS

Chaque position du yoga, ou asana, est conçue pour fortifier, harmoniser et assouplir le corps. Les positions favorisent la concentration en préparation à la relaxation, par des exercices et des techniques de respiration. Les effets du yoga seront rehaussés si les exercices sont pratiqués dans une bonne ambiance, dans un éclairage tamisé, avec de la musique et des formules mentales répétitives (les mantras) qui induisent un état méditatif. D'une manière générale, les asanas relaxent le corps et l'esprit, et contribuent ainsi à prévenir et à soulager les maux de tête. De plus, certaines positions du yoga se concentrent sur les centres d'énergie de la tête, ce qui permet de soulager la douleur intense en irriguant les vaisseaux sanguins du cerveau.

LA CHARRETTE

Cette position vise à créer un état optimal de relaxation et de sérénité mentale, et peut soulager et prévenir la douleur neurologique. De plus, elle agit positi-
vement sur les nerfs dorsaux et assouplit la colonne
vertébrale, le cou et le dos, soulageant ainsi les maux
de tête provoqués par la tension, ainsi que ceux
découlant d'une mauvaise digestion.

I. *Commencez en vous allongeant sur le dos, les
jambes jointes, les bras le long du corps et la
paume des mains contre le sol. Placez le menton
sur la poitrine et comprimez les muscles du dos
contre le sol. Inspirez par le nez et soulevez les
jambes à un angle de 90 degrés par rapport au
torse. Expirez, puis inspirez en soulevant les han-
ches, tout en soutenant le dos avec les mains.*

2. *Sans fléchir les genoux, étirez les jambes der-
rière la tête jusqu'à ce que les orteils touchent le
sol. Les bras demeurent en extension, la paume
des mains contre le sol. Gardez cette position tout
en respirant lentement et profondément. Inspirez
lentement par le nez, puis baissez doucement les
jambes en expirant. Concentrez-vous sur chaque
vertèbre au fur et à mesure qu'elles entrent en
contact avec le sol.*

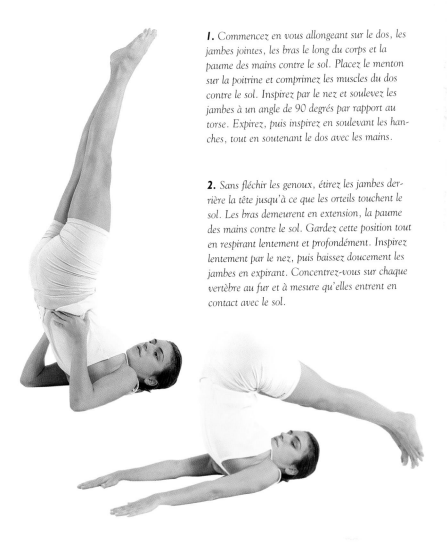

Soulager la douleur par les massages

Certains massages pour relaxer et soulager la tension sont très efficaces dans le traitement des maux de tête.

Pour réduire et soulager les maux de tête, certains massages du cou, des épaules, des omoplates, du dos, des tempes, du front, de la mâchoire et des oreilles sont très efficaces. Ces massages sont relaxants et soulagent la douleur causée par la tension sur certaines parties du corps. Ils peuvent être pratiqués en auto-massage, bien qu'ils soient plus efficaces lorsque quelqu'un d'autre les applique, particulièrement un massothérapeute professionnel.

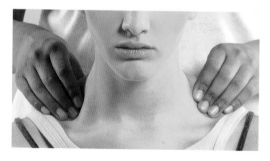

1. Assoyez-vous bien confortablement et faites-vous masser la nuque, les épaules et les tempes.

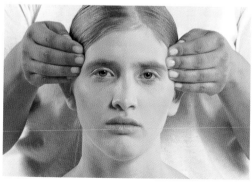

2. Le masseur exerce une pression ferme sur les épaules, puis comprime la nuque et les tempes du bout des doigts (les mains peuvent être lubrifiées avec une huile neutre augmentée de trois gouttes d'huile essentielle – lavande, camomille ou menthe, par exemple).

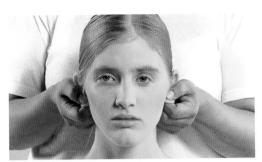

3. Le masseur masse le lobe des oreilles avec les pouces. Cette technique est importante puisqu'une forte tension nerveuse est généralement canalisée vers cette partie du corps.

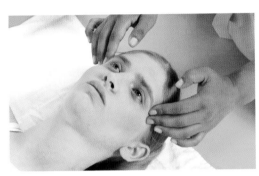

4. Avec l'index et le majeur, le masseur exerce une légère pression sur les tempes. Il masse ensuite tout doucement, en faisant des mouvements circulaires pour soulager la douleur.

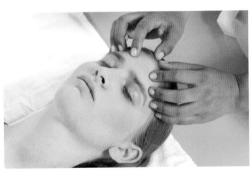

5. Le masseur exerce une légère pression du bout des doigts au milieu du front, là où se trouve le ajna, ou chakra du troisième œil. Ce massage est très efficace pour détendre l'esprit et évacuer l'anxiété.

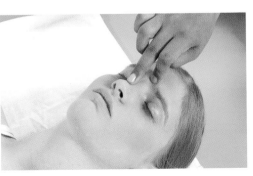

6. Le masseur comprime pendant quelques secondes du bout des doigts les zones au-dessous et au-dessus des sourcils. Cette pression relaxe l'esprit et soulage la douleur, et convient bien quand vous êtes extrêmement fatigué.

L'harmonie par le *shiatsu*

Le *shiatsu* est une technique orientale traditionnelle utilisée depuis des millénaires qui fait intervenir la pression des doigts. Le shiatsu soulage les maux de tête, surtout ceux provoqués par le stress.

Le *shiatsu*, une technique utilisée en médecine orientale, a recours à la pression des doigts sur les points des méridiens de l'organisme pour équilibrer le *chi*, l'énergie vitale. Ce traitement est préconisé pour combattre le stress et sert à soulager les maux de tête ainsi que les douleurs au cou et aux épaules.

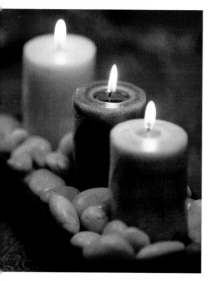

La technique du *shiatsu* rassemble l'énergie excédentaire de certaines parties du corps pour la redistribuer là où elle est nécessaire, corrigeant ainsi les déséquilibres internes.

Ce massage est généralement pratiqué au sol, sur un tapis de paille ou matelassé. Le thérapeute masse avec les doigts et la paume des mains, en plus d'exercer des pressions des coudes, des genoux et des pieds sur les points clés de l'épiderme et des muscles, pour soulager et corriger les déséquilibres, évacuer la tension et stimuler les fonctions régénératrices de l'organisme. Le thérapeute holistique qui pratique le *shiatsu* traite les maux dans une approche personnalisée. Les individus en bonne santé se porteront mieux après quelques sessions relaxantes et revitalisantes. Pour ceux qui souffrent d'un niveau de stress exceptionnel, de maux de tête, de raideurs au cou et au dos, il faudra au moins une session hebdomadaire pendant plusieurs mois, ou davantage dans les cas plus sérieux. Toute personne peut pratiquer des massages *shiatsu* élémentaires à la maison en suivant les indications de la page suivante.

MASSAGES FACIAUX

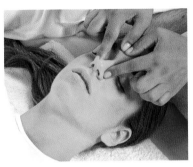

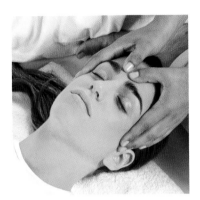

3. Massez les deux ailes du nez avec l'index et le pouce. Massez ensuite l'arête du nez (ce point s'appelle « lumière vive ») tout en comprimant. L'effet sera agréable sur les yeux fatigués.

1. Placez les pouces sur le front et exercez une pression à la fois douce et ferme.

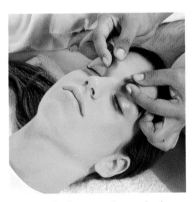

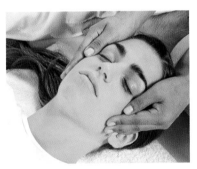

4. Massez les côtés du visage, le long des joues et vers le bas. C'est une bonne technique pour soulager la tension emmagasinée dans le visage.

2. Pincez les deux sourcils entre l'index et le pouce de chaque main, en faisant un mouvement du centre vers les tempes. Répétez plusieurs fois pour soulager les douleurs au front.

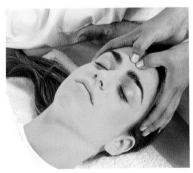

5. Exercez de nouveau une pression sur le front avec les pouces et massez vers l'extérieur. Gardez cette position quelques minutes, dans le calme et le silence, pour obtenir une détente complète.

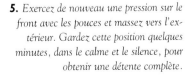

Le secret des massages chinois

Parmi les différentes méthodes manuelles, les massages chinois sont tout particulièrement efficaces pour soulager les maux de tête, la tension cervicale et la fatigue.

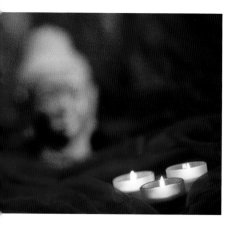

Un bon massage chinois aura un effet formidable en transmettant tout simplement le chi (l'énergie vitale) à une personne souffrant de maux de tête. Dans les médecines traditionnelles chinoise et japonaise, le concept du chi est un élément fondamental de la vie. Il signifie la vitalité, agit en tant que force créatrice de l'Univers et est présent dans tous les organismes vivants. Chacun possède des niveaux d'énergie différents. Certains ont un chi faible, alors que d'autres ont une forte énergie chi qui circule dans tout leur corps. Une bonne santé dépend d'une forte présente du chi, alors qu'une déficience ou un déséquilibre provoquera la maladie. Cela dit, la présence du chi contribue au maintien de la bonne santé physique et mentale.

Le maintien d'un bon équilibre d'énergie vitale n'est pas toujours facile à réaliser et exige un sérieux entraînement. Un chi bien entraîné sera d'un précieux secours contre la douleur. Pour équilibrer et stimuler l'énergie vitale, les mains sont placées sur différents points de la tête. Il est possible de s'administrer soi-même certains massages, mais la plupart exigent le concours de deux personnes : un transmetteur – sensibilisé au processus de la transmission et de la réception – et un récepteur.

CONTRE LE MAL DE TÊTE ORDINAIRE

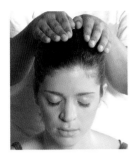

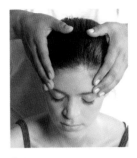

1. *Le récepteur doit se placer dans une position confortable. Le transmetteur du massage place ses mains en coupe sur la tête de celui-ci. Il se concentre pendant deux minutes sur la transmission du chi. Le récepteur éprouvera alors un sentiment de chaleur sur certaines parties de sa tête.*

2. *Le transmetteur pose l'index et le majeur de chaque main près des sourcils et transmet le chi à cet endroit pendant encore deux minutes. Il retire ensuite lentement les doigts.*

CONTRE LA MIGRAINE

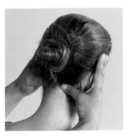

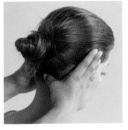

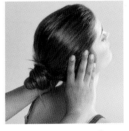

1. *Le récepteur étant assis, le transmetteur place les pouces sur les creux au bas de la nuque et transmet le chi. Il se peut qu'un côté du cou soit plus tendu que l'autre.*

2. *Selon le côté le plus tendu du cou, le transmetteur tourne la tête du récepteur vers la droite ou la gauche jusqu'à ce que la tension soit équilibrée.*

3. *Le transmetteur incline la tête du récepteur vers l'arrière et exerce une pression sur les creux au bas de la nuque ; il transmet le chi pendant une minute.*

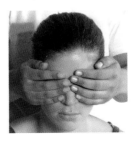

4. *Il relâche ensuite la pression et ramène la tête à sa position d'origine. Il place les mains sur les yeux du récepteur et continue à transmettre le chi pendant encore 30 secondes.*

Automassages

Ces automassages soulagent merveilleusement bien les maux de tête. Ils sont simples, n'exigent pas de préparatifs et peuvent être pratiqués n'importe quand.

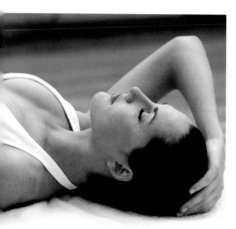

✚ Les techniques de massages pénétrants – un art ancien dérivé de la philosophie orientale – ont évolué au fil du temps dans plusieurs civilisations comme méthode ayant recours à l'utilisation des mains pour détendre, évacuer la tension, éliminer les toxines, tonifier les muscles, soulager la douleur et favoriser la santé et le bien-être d'une manière générale. Les massages sont en fait des thérapies calmantes et agréables.

Certaines techniques se prêtent bien à l'automassage, pouvant s'avérer très utiles et efficaces, surtout pour les maux de tête intenses ou chroniques. Ces massages peuvent être faits en tout temps (quand vous ressentez le besoin de soulager la douleur ou la tension), mais ils sont plus efficaces après un bain. Ils sont pratiqués directement sur la peau, ou avec une crème ou une huile essentielle. Augmentez le plaisir en écoutant une musique de fond relaxante.

■ **Exercice 1**

Pour soulager les maux de tête et les migraines, faites pression sur le point de la main entre l'index et le pouce, à l'articulation des os.

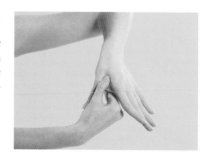

■ Exercice 2

Pour soulager les maux de tête, surtout s'ils sont provoqués par une sinusite, placez les pouces sur les extrémités des sourcils et stimulez ces points en comprimant la tête sur les pouces.

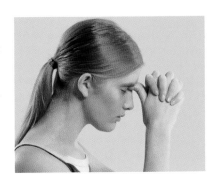

MISE EN GARDE

Ces massages peuvent présenter des effets secondaires si vous souffrez d'une infection. Ils sont déconseillés si vous avez une douleur causée par un mal d'oreille ou par une infection dentaire.

■ Exercice 3

1. Pour soulager les douleurs à la tête, comprimez légèrement les tempes du bout des doigts en faisant des petits mouvements circulaires (massez en alternance vers l'avant et l'arrière).

2. Sans interruption, avec des mouvements circulaires, passez les mains sur la tête, des tempes jusqu'à la nuque, et massez cette zone quelques minutes, toujours avec des mouvements circulaires.

3. Ramenez les mains sur le front et massez cette zone avec des mouvements circulaires de l'index et du majeur.

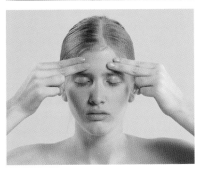

À chaque zone son massage

Il existe de nombreux massages spécifiques pour soulager les maux de tête, selon la zone affectée par la douleur.

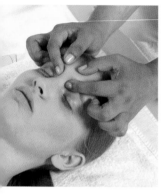

Comme les maux de tête ont généralement des origines différentes, leurs caractéristiques sont variées. Par exemple, certains maux de tête sont concentrés sur le front, alors que d'autres affectent le cou, les yeux, le dessus de la tête ou toute la tête. Il y a des massages spécifiques à chaque type de mal de tête, d'où l'importance d'en identifier la cause. De préférence, consultez un médecin parallèlement à la pratique de ces thérapies complémentaires.

▲ Sur le front

Le stress, des changements au régime alimentaire ou une sinusite peuvent provoquer des douleurs au front.
Le masseur exerce la pression du bout des doigts avec l'index sur chaque point des sourcils et il masse en faisant des mouvements circulaires.

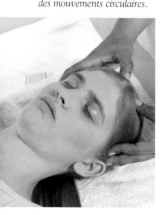

◀ Sur les yeux et les orbites

C'est une douleur particulière, souvent provoquée par des troubles digestifs ou une vue fatiguée.
Le masseur exerce une pression avec l'index, le majeur et l'annulaire des deux côtés de la tête, là où se trouvent les points réflexes correspondant à la douleur.

▲ Du cou jusqu'au crâne

Cette douleur intense est généralement provoquée par le stress ou une mauvaise posture, surtout si le cou est raide.
Le masseur exerce une pression des pouces sur le milieu du front, la zone du troisième œil. Il lisse du bout des doigts en faisant des mouvements circulaires sur le front, d'une tempe à l'autre et jusqu'à la nuque, à la base du crâne.

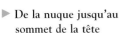

▶ **De la nuque jusqu'au sommet de la tête**

Cette douleur peut être très intense, généralement provoquée par le stress ou une mauvaise posture, et elle est accompagnée de spasmes musculaires au cou. *Le masseur exerce une pression sur les points correspondant à la vertèbre cervicale de la nuque. Cette zone critique est très vulnérable aux effets de la tension et d'une mauvaise posture. C'est également le point de rencontre des nerfs qui irradient la douleur vers le cou, la tête et les épaules.*

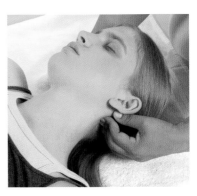

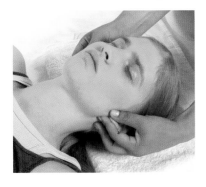

◀ **Du cou jusqu'au front ou au sommet de la tête**

Voici une technique efficace pour tous les types de maux de tête résultant du stress ou de douleurs à la nuque et au cou. *Le masseur masse toute la tête du bout des doigts et avec les deux mains, en imprimant des mouvements circulaires du sommet de la tête jusqu'aux côtés du cou.*

▼ **Sur toute la tête**

Une douleur qui irradie sur toute la tête a généralement pour origine un ensemble de problèmes, provoquant des douleurs au cou et au front engendrées par l'anxiété ou la tension.

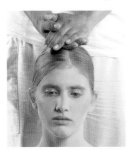

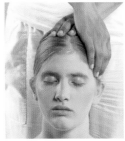

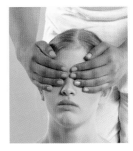

1. *Le masseur pose les mains sur la tête. Les paumes l'une contre l'autre, il tapote la tête légèrement tout en faisant des mouvements circulaires.*

2. *Une main sur la tête, il masse d'un côté, puis de l'autre.*

3. *Pour terminer, il pose les mains sur les yeux pendant que le patient se détend.*

Le soulagement par les pieds

Depuis des millénaires, les civilisations chinoises, malaises et indiennes ont eu recours aux bienfaits naturels de la réflexologie. Cette méthode favorise la bonne santé d'une manière générale, et soulage les malaises et la douleur par l'application d'une pression sur la plante des pieds, les orteils, l'extérieur du talon, ainsi que sur la paume et la face postérieure des mains. La réflexologie est un excellent traitement pour soulager les maux de tête.

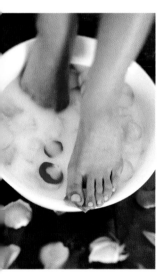

Au début du 20e siècle, le médecin américain William Fitzgerald a intégré l'art traditionnel oriental de traiter la douleur par la réflexologie dans une thérapie pratique de diagnostic. Ainsi est née la réflexologie moderne, une méthode utilisée couramment tant en Occident qu'en Orient. De nos jours, la réflexologie est l'une des thérapies alternatives les plus évoluées pour le traitement des maux de tête.

L'art de la réflexologie repose sur le principe et l'étude des réflexes corporels – surtout ceux des pieds et des mains – qui correspondent aux organes et aux glandes. La stimulation et la pression exercée sur les pieds et les mains a un effet semblable à celui d'un massage corporel complet.

En réflexologie, le corps est divisé en 10 zones situées sur une ligne médiane de la tête aux pieds. Le pied et la main droite correspondent à la moitié droite du corps, alors que le pied et la main gauche sont liés à la moitié gauche. La plante du pied et la paume de la main sont divisés en zones horizontales, qui reflètent toutes les parties du corps.

La zone des orteils correspond aux sens. C'est là que se trouvent les terminaisons nerveuses de la tête, des yeux, des oreilles, des dents, de la bouche, de la gorge et du cou.

PUIS-JE FAIRE CES EXERCICES MOI-MÊME ?

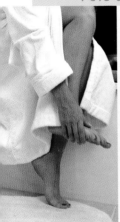

Bien que le résultat sera probablement différent de celui obtenu chez un thérapeute reflexologue, certains automassages de réflexologie auront des résultats positifs, surtout sur les maux de tête intenses. Ils n'exigent pas de préparation spéciale, sinon qu'il faut pratiquer les massages pieds nus pour atteindre plus précisément les points réflexes. Assoyez-vous confortablement – sans avoir à trop vous pencher –, si possible les jambes croisées et un pied placé contre la cuisse pour avoir une meilleure perspective visuelle du pied. Avec le temps, vos doigts seront plus sensibles et vous n'aurez plus à vous guider avec les yeux. Lorsque vous commencez ces massages, suivez une routine fixe, en vous attardant tout particulièrement sur les points sensibles (voir le diagramme). Pour les maux de tête, concentrez-vous et exercez une pression sur le gros orteil, là où se trouvent tous les points correspondant à la tête, et surtout sur la partie supérieure de l'extrémité de l'orteil, près de l'ongle.

Une pression exercée sur chacun des points réflexes des orteils aura un effet sur l'ensemble de la zone de la tête, du cerveau et des sens. En tant que méthode de diagnostic et de traitement, la réflexologie s'avère très efficace pour soulager la douleur. Une session de réflexologie est une thérapie agréable, saine, relaxante et non invasive qui stimule notre capacité d'autoguérison.

LES POINTS CORRESPONDANT À LA TÊTE

Le pied est le miroir de tout le corps ; lorsque vous faites pression sur certains points du pied, vous agissez en fait sur la partie du corps qui lui correspond. Voici les points spécifiques des orteils correspondant aux sinus, au cerveau, aux yeux, aux oreilles, à la gorge et au cou.

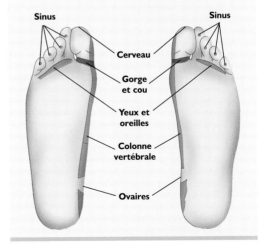

Sinus · Sinus · Cerveau · Gorge et cou · Yeux et oreilles · Colonne vertébrale · Ovaires

EXERCICES POUR CONTRER LA DOULEUR

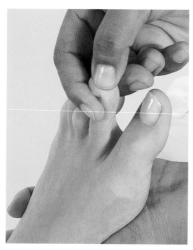

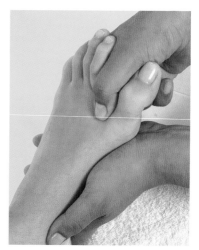

1. Avec le pouce, exercez une pression sur l'extrémité de chaque orteil pour déclencher l'énergie.

2. Appuyez sur l'interstice entre le gros orteil et le deuxième orteil. Cela soulage les maux de tête provoqués par les états nerveux.

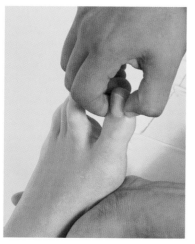

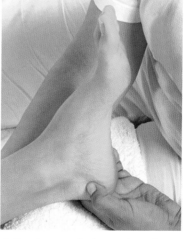

3. Exercez une pression sur les deux côtés du gros orteil, droit sur le creux à la naissance de l'ongle. Ce mouvement est conseillé pour les maux de tête provoqués par une inflammation du foie.

4. Pour les maux de tête causés par des problèmes aux ovaires ou le syndrome prémenstruel, exercez une pression sur les zones correspondantes du talon.

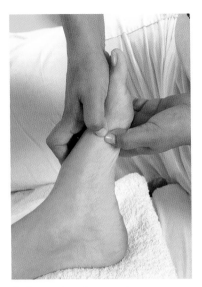

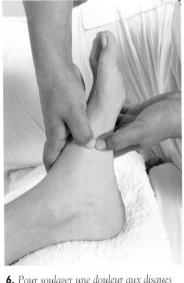

5. *Pour soulager les maux de tête causés par une congestion de la colonne vertébrale, exercez une pression avec le pouce sur le point correspondant, situé sur la face interne du pied.*

6. *Pour soulager une douleur aux disques de la colonne vertébrale, qui peuvent causer un mal de tête s'il y a inflammation, exercez une pression sur le point correspondant, au centre de la face interne du pied.*

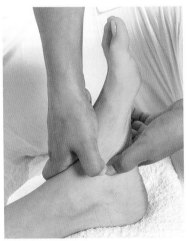

LES HERBES ET LES HUILES ESSENTIELLES

Pour augmenter les effets thérapeutiques des bains santé, ajoutez un peu d'herbes fraîches ou quelques gouttes d'huile essentielle à l'eau du bain. Parmi les huiles essentielles les plus courantes distillées à partir de plantes, notons la camomille, le gingembre, la sauge, le cèdre, le citron, la rose et le thé (voir Les huiles essentielles de A à Z, *pages 31 et suivantes).*

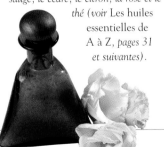

7. *Pour soulager les muscles dorsaux endoloris, exercez une pression sur la face interne du pied à la naissance du talon.*

L'eau, source de sérénité

Depuis des millénaires, les civilisations antiques ont traité de nombreuses maladies par l'eau, surtout celles provoquées par le stress ou la surtension. C'est une thérapie efficace pour soulager plusieurs affections, incluant les maux de tête.

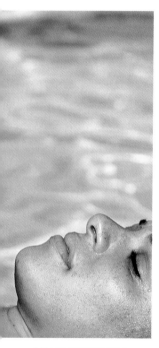

Depuis toujours, les Égyptiens, les Chinois, les Hébreux, les Grecs et les Amérindiens ont eu recours aux propriétés thérapeutiques de l'eau pour traiter les maladies et soigner les blessures. De nos jours, l'hydrothérapie connaît un renouveau, prisée particulièrement comme traitement de beauté et comme moyen de soulager l'inflammation, de détendre les muscles, ainsi que de détoxifier et purifier l'organisme. De plus, l'hydrothérapie est un bon remède contre le stress, ce qui explique pourquoi elle est couramment utilisée dans le traitement des symptômes de l'anxiété, des maux de dos et de tête.

BAINS DE PIEDS

Les bains de pieds sont une thérapie très efficace pour soulager les maux de tête, mais certaines précautions s'imposent, par exemple se placer dans une pièce chaude pour éviter de prendre froid. L'effet d'un bain de pieds sera plus remarquable s'il est pris avant d'aller se coucher, et en se couvrant bien tout de suite après le bain. Immergez bien les pieds, jusqu'aux chevilles, dans l'eau chaude pendant 15 minutes. Appliquez simultanément une compresse froide sur le front. L'eau chaude stimule et détend les vaisseaux sanguins des pieds, alors que la compresse froide a l'effet contraire sur les vaisseaux sanguins du cerveau, ce qui contribue à soulager la douleur. Ou encore, alternez un bain de pieds à l'eau froide avec un bain à l'eau chaude. En même temps, stimulez et comprimez les points correspondant aux nerfs sur les pieds.

NOTE
Consultez toujours votre médecin avant d'entreprendre un traitement d'hydrothérapie.

COMPRESSES

Les compresses sont une thérapie très efficace pour soulager la douleur provoquée par le mal de tête. Imbibez d'eau froide une serviette en coton, essorez-la, puis repliez-la sur plusieurs épaisseurs. Appliquez sur le front pendant 10 minutes.

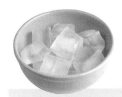

BAINS

Les bains sont très relaxants, ils évacuent l'anxiété et soulagent les douleurs chroniques, ils stimulent et améliorent la circulation sanguine. Il est préférable de prendre un bain dont la température de l'eau varie entre 36 et 38 °C (97 à 100 °F) et de rester dans l'eau 20 minutes. Au sortir du bain, séchez-vous, couchez-vous bien au chaud dans votre lit et reposez-vous de 30 à 40 minutes.

VAPEUR

L'effet décongestionnant de la vapeur soulage les maux de tête provoqués par le rhume et la grippe. Respirez la vapeur dégagée par l'eau bouillante (seule ou aromatisée d'huiles) pendant 10 à 15 minutes. Couvrez-vous bien ensuite et allongez-vous au moins une demi-heure, jusqu'à ce que vous ayez cessé de transpirer. Si vous ajoutez des huiles à l'eau, faites votre choix parmi celles qui sont conseillées pour les maux de tête (voir *Les huiles essentielles de A à Z*, pages 31 et suivantes).

COMPRESSES FROIDES

C'est une bonne thérapie pour soulager la douleur et réduire l'enflure. Mettez de la glace concassée dans une serviette recouverte de plastique et placez-la sur le front, là où la douleur se manifeste. Ne pas garder en place plus de 10 minutes ; faites une pause, puis répétez au besoin.

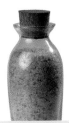

UN SPA À LA MAISON

Un spa est l'endroit idéal pour soulager la douleur des maux de tête provoqués par une tension excessive, et il y en a certainement un près de chez vous. Cependant, vous pouvez obtenir les mêmes avantages à la maison en associant des thérapies relaxantes qui favorisent une bonne santé physique tout en soulageant la douleur ; par exemple, des bains aromatisés aux huiles essentielles, des douches à jets pulsés qui font office de massages, des bains de vapeur, l'usage d'un sauna ou d'une baignoire à remous. Ce sont là des moyens calmants formidables pour détendre les muscles et évacuer le surplus de tension emmagasiné à la suite d'activités quotidiennes exigeantes.

Autres solutions

L'acupuncture, la gemmothérapie, la chromothérapie et la magnétothérapie sont tous des moyens alternatifs efficaces dans le traitement des maux de tête. Nous vous présentons un bref aperçu de chacune d'elles.

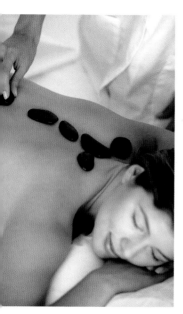

Ces thérapies « énergétiques » ou « ondulatoires » agissent sur les centres d'énergie de l'organisme, là où circule le *chi*. Elles peuvent vous aider à prévenir et à vaincre les maux de tête.

ACUPUNCTURE

L'acupuncture est une technique de guérison asiatique, reconnue par la médecine moderne en tant que thérapie complémentaire, dont la pratique remonte à plusieurs millénaires. Selon la théorie de l'acupuncture, la circulation de l'énergie vitale (le *chi*) est bloquée par la douleur. L'insertion de petites aiguilles métalliques stimule les points d'acupuncture – situés le long des 12 méridiens ou canalisations énergétiques qui parcourent le corps – pour diffuser le *chi* correctement. De nombreuses études scientifiques et médicales ont démontré l'efficacité de l'acupuncture, surtout dans le traitement des maux de tête chroniques. L'acupuncture est toujours utilisée en tant que thérapie complémentaire, de concert avec un traitement médical. En plus de soulager la douleur, elle a un effet positif sur la santé en réduisant la quantité de médicaments à prendre. Les effets sédatifs et relaxants de l'acupuncture sont perceptibles immédiatement, ce qui en fait une excellente thérapie pour traiter les douleurs aiguës et intenses. Il a été démontré que la stimulation du système nerveux par les aiguilles déclenche, entre autres, la sécrétion d'endorphines, de puissantes substances qui atténuent la douleur. Consultez toujours un acupuncteur reconnu.

CHROMOTHÉRAPIE

La chromothérapie, ou thérapie par la couleur, fait intervenir les propriétés curatives de la couleur et de la lumière. Selon les principes de la chromothérapie, l'ensemble de l'organisme, incluant les organes, les muscles, les cellules et les nerfs, possède des champs ondulatoires. La maladie se manifeste par suite d'un déséquilibre de l'organisme.

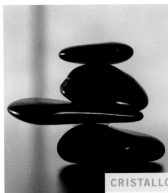

Chaque couleur possède sa propre fréquence ondulatoire qui, combinée à la lumière, peut servir à équilibrer nos systèmes physique et émotif. Les faisceaux lumineux de couleur, « médicaments de la chromothérapie », sont conditionnés sous forme d'eau, d'huile ou de sucre, et sont énergisés par la couleur.

La couleur verte est calmante et sédative, et elle soulage les maux de tête et autres affections semblables. Pour traiter la fièvre, les maux de tête et de dents, on aura recours aux propriétés antiseptiques et rafraîchissantes du bleu. Se reposer dans une pièce en présence de ces couleurs ou faire une promenade dans un endroit où le paysage est composé de bleu et de vert peut contribuer à soulager les symptômes.

MAGNÉTOTHÉRAPIE

Cette thérapie alternative fait appel aux champs magnétiques (biomagnétiques ou électromagnétiques) pour soulager les symptômes de certains états physiques et émotifs. Elle est de plus en plus utilisée dans le traitement des maux de dos et de tête. Les aimants sont fixés par des bandes velcro sur certains points sensibles à la douleur, par exemple la nuque. L'aimant est laissé en place pendant la nuit ou lorsque vous prenez le temps de vous détendre.

CRISTALLOTHÉRAPIE

La cristallothérapie remonte aux civilisations des Incas, des Égyptiens, des Mayas, de l'Atlantide et du Lémure. Mise au point par les Hindous Veda, cette thérapie fait appel aux pierres précieuses et aux cristaux pour en extraire et en amplifier la lumière et la couleur, et ensuite les diffuser sur l'aura du corps, ce qui augmente les fréquences ondulatoires et favorise la guérison. Des pierres de quartz et d'autres cristaux sont placés sur le corps et autour pour stimuler et sensibiliser l'ensemble des ondulations subtiles, dissoudre les blocages d'énergie et harmoniser les fréquences ondulatoires. Ils sont souvent placés à un endroit particulier, sous l'oreiller par exemple. L'améthyste est l'une des pierres précieuses les plus efficaces dans ce type de traitement, surtout pour contrer les effets des maladies nerveuses et mentales, les maux de tête et le stress. Pour les migraines et les muscles tendus, servez-vous plutôt de jade.

Les remèdes de Dame Nature

La nature nous offre toute une gamme de plantes médicinales très utiles au maintien d'une bonne santé et bénéfiques contre les maux de tête. Plusieurs huiles essentielles (énumérées à la rubrique *Les huiles essentielles de A à Z*, pages 31 et suivantes) distillées à partir d'extraits végétaux sont prisées en application topique ou pour leurs parfums.

Les maux de tête résultent souvent de problèmes physiques préexistants, tels l'hypertension artérielle, la tension lombaire, le stress, la fatigue nerveuse, les troubles digestifs, les maux de dents, la fatigue des yeux, l'exposition au soleil, la sinusite, et ainsi de suite. D'abord, avant d'entreprendre un traitement, consultez votre médecin, lequel pourra poser un diagnostic précis et vous conseiller un traitement approprié à la cause de l'affection. Les huiles essentielles – distillées à partir de végétaux – servent en aromathérapie à atténuer les symptômes des migraines et des maux de tête. Les plantes médicinales suivantes ont toutes des propriétés bénéfiques dans le traitement des maux de tête. Certaines plantes sont plus faciles à obtenir que d'autres, mais la plupart des magasins d'aliments naturels en proposent une sélection intéressante. Elles sont généralement utilisées fraîches ou sèches, ou encore en teinture, en poudre ou en capsules.

NOTE
Consultez toujours votre médecin avant d'entreprendre un traitement aux plantes.

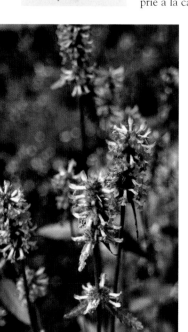

Bétoine

(*Betonica officinalis*)

• **Parties utilisées.** Les fleurs et les feuilles sont récoltées à la fin du printemps et pendant l'été. Elles sont déshydratées par un processus de ventilation et sont servies en infusion. Une fois sèche, la plante dégage un parfum aromatisé. Son goût est légèrement amer. La bétoine est également offerte en poudre.

• Originaire d'Europe occidentale et du Nord.

• La plante renferme des tannins, des alcaloïdes et des glycosides ; elle est tout particulièrement riche en acides phénoliques, tels les acides féruliques, chlorogéniques et valérianiques. Les glycosides assurent les propriétés régulatrices de la plante sur la tension artérielle.

• La bétoine est conseillée aux personnes qui souffrent de légers maux de tête provoqués par l'hypertension. Ses propriétés calmantes apaisent tous les types de maux de tête.

• **Mise en garde.** Une surconsommation peut entraîner des vomissements.

Clou de girofle

(*Eugenia caryphyllata*)

• **Parties utilisées.** On utilise le bourgeon de la fleur, qui ressemble à la tête d'un clou. Il s'agit d'un arbuste à feuilles persistantes, originaire des Moluques et des Philippines, également cultivé en Inde, à Sumatra, en Jamaïque, aux Antilles et au Brésil. Pendant la dynastie chinoise des Han, ceux qui s'adressaient à l'empereur devaient placer des clous de girofle dans leur bouche pour masquer leur mauvaise haleine. En Chine et en Inde, le clou de girofle est utilisé pour frictionner les gencives et soulager les maux de dents. L'odeur typique des cabinets de dentiste est dérivée d'une huile essentielle extraite du clou de girofle, un antiseptique naturel.

• Le clou de girofle peut servir à préparer des infusions pour des massages, des bains ou des

LES HUILES ESSENTIELLES DE A À Z

BASILIC
Originaire de l'Inde, le basilic fortifie le système nerveux et soulage la douleur causée par les maux de tête. Il est également utile dans le traitement de la fatigue mentale en stimulant l'organisme tout en contrant la dépression. Le parfum agréable du basilic sert depuis des siècles à harmoniser les états psychologiques et émotifs. Ajoutez quelques gouttes d'huile de basilic dans votre bain avant d'aller au lit. À combiner avec la sauge, le géranium, la lavande et le néroli. **Précaution.** Déconseillé aux femmes enceintes ou qui allaitent, ainsi qu'aux enfants.

MISE EN GARDE

Les huiles essentielles sont à usage externe **seulement,** elles ne doivent **jamais** être ingérées. Gardez hors de la portée des enfants et n'appliquez pas sur les yeux.

L'AROMATHÉRAPIE

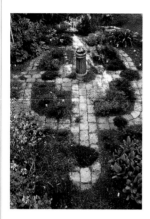

Les propriétés thérapeutiques des huiles essentielles distillées à partir de végétaux sont connues depuis toujours. Leurs parfums sont énergétiques, apaisent les crises, stimulent les sens, calment la colère et aident à surmonter les craintes ou l'indécision. Si vous êtes tendu et que tous vos muscles sont endoloris et stressés, un bain agrémenté de quelques gouttes d'huile essentielle ou un massage avec une huile aura un effet merveilleusement positif sur l'organisme. Plusieurs parfums d'huiles essentielles ont des propriétés bénéfiques pour soulager les maux de tête. On peut les utiliser dans les massages pour avoir les idées plus claires, les inhaler en vapeur ou les appliquer en compresses froides sur le cou ou les épaules tendues, les mélanger à l'eau d'un bain chaud et apaisant. Les huiles essentielles doivent être utilisées sous surveillance médicale. Nous présentons dans cette section un guide alphabétique des huiles essentielles les plus efficaces dans le traitement des maux de tête.

LES CLOUS QUI CALMENT
Pour soulager les maux de tête, rien ne vaut une infusion composée de 3 clous de girofle dans 1 tasse d'eau bouillante. Laissez infuser et refroidir un peu avant de boire.

gargarismes ; il est aussi offert en huile essentielle, en capsule et en teinture, ou peut être ajouté à des pommades.
• En plus de soulager la douleur, le clou de girofle est fortement antibactérien et anti-inflammatoire. Il sert également à accélérer la cicatrisation. Il est tout particulièrement utile pour soulager les maux de tête causés par les problèmes dentaires.
• **Mise en garde.** Déconseillé à ceux qui souffrent de gastrite, d'ulcère gastrique ou duodénal, du syndrome du côlon irritable, de colites ou de certaines maladies neurologiques.

Pissenlit

(Taraxacum officinale)

• **Parties utilisées.** Les feuilles et les racines, en infusion et en décoction.
• Originaire d'Europe et d'Asie, il est présentement cultivé partout au monde. Son nom scientifique

vient du grec *taraxos* (désordre) et *aka* (remède). Les fleurs de la plante sont d'un jaune vif, et elle pousse à l'état sauvage en bordure des terres cultivées.

• Les feuilles sont une excellente source de potassium et sont prisées pour leur effet diurétique. Leurs propriétés diurétiques et détoxifiantes évacuent la surtension qui peut provoquer les maux de tête et d'autres affections. En Chine, la racine de pissenlit était utilisée pour soulager les troubles du foie, de la vésicule biliaire, des reins et des articulations. Dans certains pays, le pissenlit sert à purifier le sang et à traiter les problèmes de rétention d'eau, ainsi que les maladies du foie. Son action épurative sur le foie peut soulager les maux de tête provoqués par une surconsommation d'alcool ou d'aliments trop riches.

• **Mise en garde.** Si vous souffrez d'ulcère d'estomac ou de gastrite, le pissenlit doit être consommé à faibles doses, car il peut engendrer une surproduction d'acides dans l'estomac. Dans ce cas, n'en consommez qu'après les repas. Consommé en trop grande abondance, le pissenlit peut provoquer une légère diarrhée.

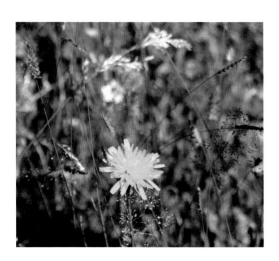

LES HUILES ESSENTIELLES DE A À Z

BERGAMOTE

Cette huile au parfum frais, citronné et floral est indiquée pour soulager les maux de tête provoqués par le stress et le surmenage. Elle intervient aussi dans le traitement de la dépression, sert aux massages et aux bains.

Précaution. Comme cette huile accroît la sensibilité de la peau au soleil, évitez de vous y exposer après en avoir appliqué.

CANNELLE

Un arôme chaud, épicé et séduisant. Cette huile intervient dans le soulagement des maux de tête.

Précaution. Achetez toujours de l'huile de cannelle distillée à partir des feuilles du cannelier, car si elle provient de l'écorce, elle peut irriter la peau. L'huile distillée à partir des feuilles doit cependant être utilisée avec parcimonie parce qu'elle est très concentrée.

Scutellaire latériflore
(Scutellaria lateriflora)

UN SÉDATIF NATUREL

Faites bouillir des fleurs de scutellaire dans l'eau et laissez infuser 5 minutes. En boire 1 tasse trois fois par jour. En teinture, prendre jusqu'à 40 gouttes diluées dans un verre d'eau trois fois par jour.

- **Parties utilisées.** La plante entière, en infusion ou en teinture.
- Parfois appelée scutellaire de Virginie, où elle est cultivée en abondance. Les autochtones de la tribu des Cherokees s'en servaient contre les maux de tête provoqués par les tensions prémenstruelles.
- Ses composantes actives (la scutellarine, un glycoside de la famille des flavonoïdes, et plusieurs autres flavones) agissent sur le système nerveux.
- Possède des propriétés calmantes qui apaisent les maux de tête provoqués par la tension. D'une manière générale, cette plante est utilisée pour traiter et fortifier un système nerveux hyperstimulé. Elle est fortement recommandée pour traiter les migraines, seule ou en combinaison avec d'autres plantes telles la lavande et la passiflore.

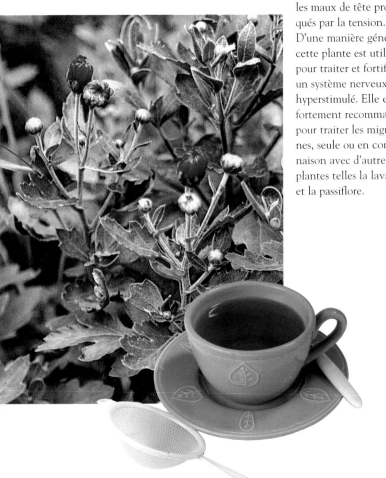

GOUTTES CALMANTES DE LAVANDE

Pour soulager les maux de tête, prendre 1 ½ cuillerée à thé de teinture de lavande diluée dans 1 verre d'eau avant de vous mettre au lit. Ou encore, soulagez le stress et la tension en ajoutant quelques tasses d'infusion de lavande ou quelques gouttes d'huile essentielle de lavande à l'eau d'un bain que vous prendrez avant d'aller vous coucher.

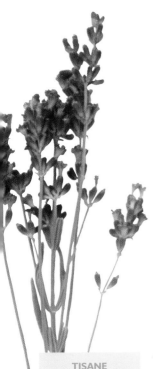

Lavande

(Lavandula officinalis)

• **Parties utilisées**. Les fleurs et les feuilles, en infusion, en huile essentielle ou en teinture.

• Dans l'Antiquité, les Romains parfumaient l'eau avec la lavande. Cette plante fut introduite en Angleterre vers 1560, puis en Amérique par les colonisateurs.

• Elle pousse à l'état sauvage en Méditerranée, et était autrefois utilisée pour guérir les maux de tête et la fatigue. Ses fleurs dégagent un parfum très agréable.

• De nos jours, les propriétés calmantes et relaxantes de la lavande interviennent dans le traitement des maux de tête, de la dépression et de l'insomnie.

TISANE PARFUMÉE ET BIENFAISANTE
Pour contrer les maux de tête, préparez une infusion de 1 cuillerée à thé de lavande sèche dans 1 tasse d'eau bouillante. Laissez infuser 5 minutes, filtrez et buvez.

LES HUILES ESSENTIELLES DE A À Z

FENOUIL

Un parfum de jeunes pousses d'herbes fraîches. Cette huile essentielle sert à contrer les maux de tête provoqués par le rhume et la grippe. Se combine agréablement au thym. **Précaution.** Déconseillé aux femmes enceintes, aux enfants et aux épileptiques.

GENIÈVRE

Un parfum frais et net, avec un soupçon d'arôme boisé. L'huile de genièvre a des propriétés nettoyantes, purifiantes et détoxifiantes. Idéale pour traiter les maux de tête provoqués par des situations stressantes, un régime déséquilibré ou une surconsommation d'alcool. **Précaution.** Déconseillé aux femmes enceintes.

GÉRANIUM

Cette huile possède un parfum à la fois floral, terreux, sucré, doux et sec. C'est un remède efficace contre l'anxiété qui accompagne les maux de tête. Se combine bien à la rose, au santal, à la marjolaine sucrée et à la lavande. **Précaution.** Déconseillé pendant la grossesse.

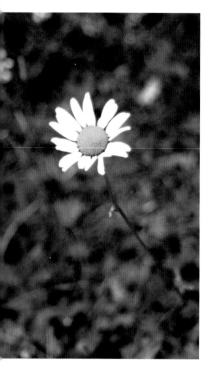

Camomille romaine
(Chamaemelun nobile)

• **Parties utilisées.** Les fleurs, en infusion.

• Aussi connue sous le nom populaire de « camomille des jardins ». Son nom scientifique est dérivé du grec *kamai* (dans la terre) et *melon* (pomme).

• La camomille est l'une des premières plantes importées en Amérique. Au 17e siècle, les autorités religieuses du Québec en prescrivirent l'usage en tant que plante médicinale pour traiter diverses affections.

• Ses ingrédients actifs, le chamazulène, l'alpha-bisabolol, les oxydes A et B de l'alpha-bisabolol, l'apigénine, la lutéine et la quercétine, agissent en relaxant le système nerveux.

• Conseillée dans le traitement des maux de tête, peut également servir à soulager le rhume et les troubles respiratoires.

Camomille allemande
(Chamomilla recutita)

• **Parties utilisées.** Les fleurs, en infusion et en huile essentielle.

• Aussi connue sous l'appellation de « camomille sauvage » ou « matricaire », ses propriétés sont plus puissantes que celles de la camomille romaine.

INFUSION JAUNE

Pour remédier aux maux de tête, versez de l'eau bouillante dans un bol rempli de fleurs de camomille romaine. Recouvrez le bol pour éviter que les propriétés curatives du mélange ne s'envolent en vapeur. Cette infusion peut être ajoutée à l'eau du bain, et elle saura détendre grands et petits.

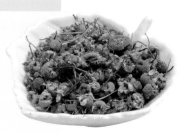

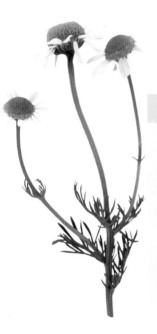

CAMOMILLE RELAXANTE

Cette infusion de camomille allemande soulage le stress et les maux de tête provoqués par certains troubles nerveux. Mettez une bonne quantité de fleurs dans une tasse et ajoutez de l'eau bouillante. En boire 2 cuillerées à soupe trois fois par jour.

- Son goût est moins âcre que celui de sa consoeur romaine. Les deux espèces sont cultivées abondamment partout en Europe.
- Combinée au gingembre, elle est conseillée pour contrer les migraines et le mal des transports. Ses vertus sédatives soulagent le stress. Ses propriétés antispasmodiques apaisent les maux de tête provoqués par la surtension. Elle est également recommandée pour traiter les problèmes engendrés par la fatigue oculaire.

AROMATHÉRAPIE PAR LE FENOUIL

L'huile essentielle de fenouil peut servir aux massages ou être ajoutée à des compresses pour soulager les maux de tête provoqués par le rhume et la grippe. Combinez 1 cuillerée à thé d'huile essentielle avec une huile neutre, et appliquez sur les tempes et entre les sourcils.

LES HUILES ESSENTIELLES DE A À Z

GINGEMBRE
Un arôme chaud et épicé. Cette huile est réputée pour ses effets calmants sur les migraines et la nausée causée par le mal des transports et d'autres troubles digestifs.
Précaution. Le gingembre tend à augmenter la température du corps et peut avoir un effet négatif chez les femmes ménopausées qui souffrent de bouffées de chaleur.

LAVANDE
C'est l'une des huiles essentielles les plus polyvalentes, servant à traiter plusieurs maux. Elle peut être très efficace pour soigner les maux de tête, soulager la tension et favoriser le sommeil. Ses propriétés calmantes et relaxantes agiront sur tout le corps ou encore sur certains muscles. Elle peut être utilisée dans les pommades.
Précaution. L'huile de lavande ne doit jamais être ingérée ou ajoutée à l'eau du bain d'un bébé, car celui-ci risque d'avaler un peu d'eau.

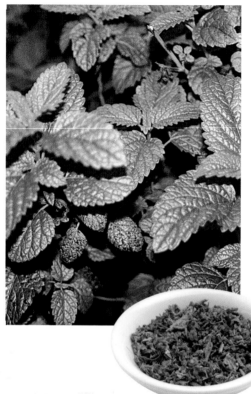

Mélisse officinale
(Melissa officinalis)

• **Parties utilisées.** Les feuilles et les fleurs, fraîches ou sèches, en infusion.

• Son nom scientifique signifie en grec « abeille », faisant référence à l'attirance des abeilles pour cette plante.

• Originaire de l'Europe du Sud, de l'Asie occidentale et de l'Afrique du Nord, elle est maintenant cultivée partout dans le monde.

• Cette plante agit en relaxant le système nerveux. Des études ont montré que les feuilles de mélisse possèdent des propriétés calmantes sur le système nerveux central qui soulagent les maux de tête provoqués par la tension. On l'utilise fréquemment dans le traitement de l'anxiété, des dépressions légères et de l'irritabilité.

• **Mise en garde.** La mélisse peut inhiber le fonctionnement de la glande thyroïde et avoir un effet négatif chez ceux qui souffrent d'hyperthyroïdisme. Par contre, les personnes qui ne présentent pas de troubles de la glande thyroïde peuvent en consommer sans crainte.

UNE TISANE CHAUDE POUR DES IDÉES CLAIRES

Faites bouillir durant 5 minutes des fleurs de mélisse dans l'eau, filtrez et laissez infuser. Ajoutez un peu de miel et buvez-en jusqu'à 3 tasses chaque jour. Vous remarquerez des résultats positifs au bout de deux à trois jours.

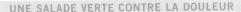

UNE SALADE VERTE CONTRE LA DOULEUR

Combinez un bouquet de menthe fraîche lavée à l'eau froide avec des tranches de tomate et agrémentez d'une vinaigrette composée d'huile d'olive, de vinaigre de cidre et de sel de mer.

LES HUILES ESSENTIELLES DE A À Z

Menthe

(Menthax piperita)

• **Parties utilisées.** Les feuilles servent à la préparation d'infusions et d'huiles essentielles.

• Dans l'Égypte antique, la menthe était un ingrédient essentiel à plusieurs remèdes médicinaux pour traiter les maux de tête et d'estomac. En Grèce, Hippocrate estimait que la menthe était un puissant aphrodisiaque, alors que Pline l'Ancien, à Rome, conseillait le port d'une couronne de menthe pour accroître les pouvoirs de l'esprit.

• De nos jours, cette plante intervient dans le traitement d'un bon nombre d'affections (maux de tête, vertiges) provoquées par une surconsommation de certains aliments. Elle est également conseillée pour se remettre en forme après des épisodes de fatigue et de stress, en plus d'éclaircir l'esprit embrouillé.

• **Mise en garde.** Déconseillée à ceux qui sont affligés de calculs biliaires.

MARJOLAINE
Elle possède un arôme intense qui rappelle celui des amandes. Cette huile tonique, réconfortante et neurale calme la douleur. Elle stimule la circulation sanguine et intervient dans le traitement des maux de tête causés par une surtension au cou et au dos. Elle ne présente pas d'effets secondaires.

MENTHE
Son parfum rafraîchissant en fait une huile idéale pour soulager les maux de tête provoqués par la tension. Elle contribue également à éclaircir les idées lorsque vous devez vous concentrer.
Précaution.
Déconseillée aux femmes enceintes ou qui allaitent. À utiliser en dilution car elle peut irriter la peau.

UNE COMPRESSE À L'HUILE ESSENTIELLE DE LAVANDE
Pour soulager le mal de tête, ajoutez quelques gouttes d'huile essentielle de lavande à un bol rempli d'eau et trempez-y un gant de toilette. Essorez, puis posez la compresse sur le front.

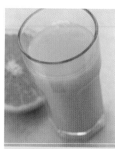

JUS D'ORANGE

Pressez le jus de
2 oranges et ajoutez un
peu de sucre brun ou de
miel. Un jus d'orange au
petit-déjeuner complète
et équilibre le repas, et
sert à prévenir les maux
de tête, surtout ceux
provoqués par le rhume
et d'autres troubles
respiratoires.

Orange amère
(Citrus aurantium)

• **Parties utilisées.** La chair et la peau.
• Le fruit, mûr ou vert, est utilisé en Chine en tant que traitement médicinal, mais l'effet de l'orange à l'état vert est plus fort que celui du fruit mûr. Ses propriétés équilibrent le système nerveux et contrent l'insomnie. La peau est utilisée sèche. Au Moyen-Âge, c'était l'une des plantes préférées des médecins arabes.
• Ses composantes, les vitamines A, B et C, les flavonoïdes, ainsi que son goût amer ont des propriétés sédatives et antidépressives. Ce fruit stimule la digestion et agit contre la constipation.
• **Mise en garde.** À consommer modérément pendant la grossesse, car elle peut provoquer les contractions.

Romarin
(Rosemarinus officinalis)

• **Parties utilisées.** Les feuilles, en infusion et en huile essentielle.
• C'est une plante robuste et vivace aux feuilles en forme d'aiguilles rigides. Pour certains, le romarin symbolise la fidélité.
• Originaire de la Méditerranée, et tout particulièrement du centre de l'Espagne, le romarin est cultivé dans un sol rocailleux et sec.
• Les composantes actives du romarin – l'acide romarinique et autres acides phénoliques, le camphre, le camphène, le cinéol, la limonène et le linalol, l'acétate d'isobutyle, le 3-octanone, le terpinéol et le verbénol – ont des propriétés stimulantes sur les systèmes sanguin et nerveux, ainsi qu'un effet tonifiant et calmant sur la digestion, tout en servant à traiter les symptômes de tension

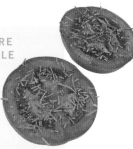

LE ROMARIN CONTRE LA FATIGUE MENTALE

Coupez I tomate en deux et saupoudrez d'une pincée de sel de mer, de poivre noir et d'une bonne mesure de romarin frais ou moulu.

psychologique. Utile dans le traitement de la dyspepsie flatulente, des maux de tête et de la dépression associée à la débilité. Les infusions de romarin ont des propriétés sédatives, digestives, antioxydantes et diurétiques.

• Utilisé en application topique pour soulager les douleurs musculaires, la sciatique et la névralgie.

• **Mise en garde.** Une consommation excessive peut être toxique.

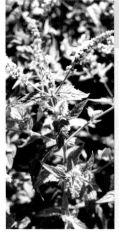

LES HUILES ESSENTIELLES CONTRE LA DOULEUR

L'huile de menthe est utilisée contre les maux de tête dans certaines cliniques médicales européennes, et les résultats sont très positifs. Placez 2 ou 3 gouttes d'huile essentielle sur les points déclencheurs (là où commence le mal de tête, généralement sur le front et les sinus frontaux). Massez ces points pendant quelques minutes avec l'extrémité de l'index et du majeur.

NÉROLI

Cette huile essentielle a un parfum frais et agréable qui rappelle celui des fleurs d'oranger. C'est un puissant sédatif, conseillé dans le traitement du stress et de l'anxiété. Calme les nerfs et favorise le sommeil. Elle soulage la douleur provoquée par la tension, incluant les maux de tête. Elle ne présente pas d'effets secondaires.

OLBAS

Cette huile, extraite de l'olbas, une plante originaire d'Europe dont les propriétés curatives ont été découvertes en Suisse il y a plus d'un siècle, sert surtout au traitement des maux de tête. Elle stimule la circulation sanguine, dégage les pores de la peau et procure un sentiment général de chaleur et de bien-être.

SANTAL

Un parfum suggestif et épicé, utile dans le traitement du surmenage et de l'épuisement physique. Intervient dans le soulagement des maux de tête intenses provoqués par le stress. Favorise l'introspection et la méditation.

Saule blanc
(*Salix alba*)

• **Parties utilisées.** On utilise les feuilles, les racines et l'écorce, qui sont récoltées au printemps. Les feuilles et les racines sont servies en infusion ; l'écorce des jeunes pousses est offerte uniquement en poudre.

• À l'état sauvage, pousse en bordure des cours d'eau, des ruisseaux et des boisés, ainsi que dans tout autre milieu humide.

• Parmi les composantes actives, la salicine est l'élément le plus important pour le soulagement de la douleur à cause de ses propriétés sédatives, antirhumatoïdes et antifièvre. Hippocrate prescrivait des remèdes à base de saule blanc pour traiter la douleur occasionnée par plusieurs maladies. De même, les feuilles de cette plante, qui contiennent de l'acide salicylique, ont été utilisées par de nombreuses civilisations antiques pour soulager la douleur.

• Le saule blanc peut se substituer à l'aspirine (acide acétylsalicylique). Plusieurs composantes de base de l'aspirine, dont l'ulmine, étaient extraites de cette plante avant l'avènement de la fabrication synthétique de l'aspirine en 1890.

• La posologie recommandée pour les adultes est de 2 cuillerées à thé dissoutes dans 1 tasse d'eau une fois par jour.

• **Mise en garde.** Déconseillé à ceux qui sont allergiques à l'aspirine ou à d'autres médicaments semblables. Déconseillé aux femmes enceintes et aux enfants.

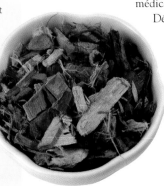

LE SAULE BLANC CONTRE LES MAUX DE TÊTE

• Une infusion de feuilles de saule blanc peut soulager le mal de tête ; placez 1 cuillerée à thé de feuilles tendres dans 4 tasses d'eau, laissez infuser et buvez-en 3 tasses par jour.

• Les feuilles peuvent également être servies en décoction avec 2 cuillerées à soupe d'écorce séchée pour 4 tasses d'eau. En boire 3 verres par jour, avant les repas.

• **Mise en garde.** L'écorce du saule blanc contient une forte concentration de tannins, jusqu'à 20 pour cent dans certains cas, dont la consommation prolongée ou à doses trop importantes peut nuire à la santé.

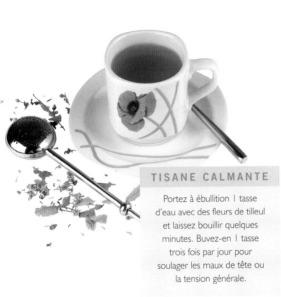

TISANE CALMANTE

Portez à ébullition 1 tasse d'eau avec des fleurs de tilleul et laissez bouillir quelques minutes. Buvez-en 1 tasse trois fois par jour pour soulager les maux de tête ou la tension générale.

SAUGE

Son arôme d'herbes et d'amandes est idéal pour soulager les maux de tête chroniques provoqués par la surtension. La sauge éclaircit les idées, bien qu'elle puisse induire la somnolence chez certaines personnes.
Précaution.
Déconseillée aux femmes enceintes.

THÉ

Son arôme frais et légèrement épicé soulage merveilleusement bien les épisodes de vertige et les maux de tête provoqués par le rhume et la grippe.
Précaution. Il n'existe pas de contre-indication pour les enfants de plus de deux ans, mais l'huile doit être utilisée en dilution et à petites doses car elle peut irriter la peau.

Tilleul

(*Tilia sp.*)

• **Parties utilisées.** Les fleurs, dont les propriétés sont bénéfiques au système nerveux, surtout en cas de stress ou de tension.

• Les civilisations antiques estimaient que les fleurs de tilleul possédaient des propriétés sédatives et antispasmodiques, et elles s'en servaient pour traiter l'épilepsie. Les crises d'épilepsie étaient soulagées en plaçant le patient sur un lit de fleurs de tilleul.

• Originaire d'Europe, cette plante est maintenant cultivée partout dans le monde.

• Son effet est très sédatif pour les maux de tête, surtout ceux provoqués par le rhume et la bronchite. Son effet modérateur sur la tension artérielle a un effet positif sur le système cardiovasculaire. Le tilleul a récemment connu un regain de popularité à cause de ses propriétés capables de diminuer le taux de mauvais cholestérol responsable des artères bloquées.

• **Mise en garde.** Déconseillé à ceux qui souffrent d'hypertension artérielle. Une surconsommation peut provoquer l'insomnie.

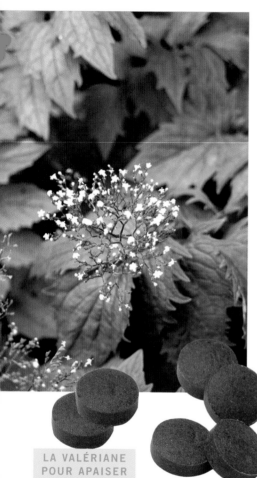

Valériane
(Valeriana officinalis)

• **Parties utilisées.** Les racines, en infusion, en teinture, en capsule et en huile essentielle.

• Originaire d'Europe et d'Asie, elle pousse généralement en bordure des rivières et des ruisseaux. Les feuilles de valériane sont semblables à celles des fougères. Ses fleurs – petites, de couleur blanche, rose ou lavande – se manifestent à la fin du printemps et durent tout l'été. Son nom scientifique est dérivé du latin valere, qui signifie santé.

• L'effet sédatif de la valériane soulage les maux de tête. Elle est recommandée pour traiter l'insomnie et calmer une activité mentale excessive. En combinaison avec d'autres plantes, elle peut être utile dans le traitement de l'hypertension.

• **Mise en garde.** Chez certaines personnes, cette plante peut avoir un effet stimulant plutôt que relaxant. Si c'est votre cas, cessez-en l'utilisation.

LA VALÉRIANE POUR APAISER L'ESPRIT

Prenez ¹/₂ tasse de décoction de valériane deux fois par jour. Pour soulager les maux de tête et l'insomnie, vous en prendrez 1 tasse pendant la nuit. En teinture, la posologie est de 40 gouttes trois fois par jour.

Verveine
(Verbena officinalis)

• **Parties utilisées.** Les feuilles (fraîches ou sèches), en infusion, en teinture ou en capsule.

• Originaire d'Europe et de Chine. Elle fut connue pendant des siècles sous le nom de « herbe sacrée » ou « remède qui guérit tout ».

• Elle pousse à l'état sauvage partout en Europe, en Afrique du Nord, en Chine et au Japon.

Versez de l'eau chaude (jamais bouillante) dans une théière, ajoutez une poignée de feuilles de verveine fraîche avec un peu de miel et laissez infuser 10 minutes. Buvez-en 1 tasse régulièrement, surtout après des repas copieux. Cette infusion est tout particulièrement conseillée aux femmes souffrant de maux de tête pendant leur cycle menstruel.

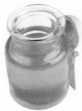

LES HUILES ESSENTIELLES DE A À Z

VERVEINE DE L'INDE

Possède un parfum très relaxant de citron et de lime. Dans les massages, cette huile est un excellent tonique pour les nerfs et soulage les maux de tête. Elle peut aussi être ajoutée à l'eau du bain, lequel aura un effet de détente semblable.

• De nos jours, la verveine est utilisée particulièrement pour ses propriétés régénératrices, et pour soulager le stress et les maux de tête provoqués par la tension nerveuse. En médecine chinoise, la verveine sert à traiter les maux de tête pendant le cycle menstruel.

• **Mise en garde.** Une surconsommation peut entraîner des vomissements. Déconseillée aux femmes enceintes.

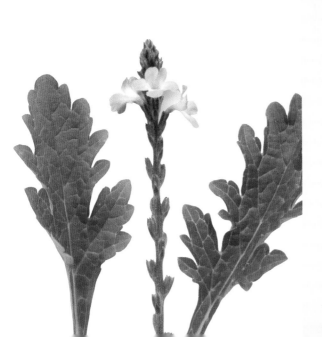

Combattre les maux de tête par les aliments

Les maux de tête ne sont pas des événements isolés. Ce sont des symptômes de toute une gamme de déséquilibres physiques et psychologiques. L'une des causes les plus probables est sans doute le régime alimentaire. Un régime équilibré est essentiel pour prévenir et combattre les maux de tête.

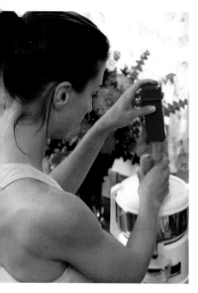

Des niveaux insuffisants de sucre dans le sang peuvent provoquer des maux de tête. C'est pourquoi il est important de veiller au maintien d'un taux de sucre adéquat dans le sang. Il ne s'agit pas de sucre raffiné, mais de glucides et de fructose (que l'on retrouve dans les fruits, par exemple) bénéfiques à l'organisme. Certaines personnes souffrant de migraines et de maux de tête fréquents peuvent être sensibles à certains procédés chimiques, qu'ils soient naturels ou artificiels. Si vous souffrez de maux de tête, évitez autant que possible les aliments qui contiennent de la tyramine, un composé que l'on retrouve couramment dans certains aliments, dont les épinards, les tomates, les pommes de terre, les petits poissons entiers, le thon, le foie, le chocolat noir et les boissons alcooliques, et qui a un effet sur les artères du cerveau. Parmi les aliments qui causent le plus souvent des maux de tête, mentionnons l'alcool (tout particulièrement la bière), le chocolat, les fromages affinés, la levure de bière, les charcuteries, les saucisses et le hareng. Les aliments riches en cuivre peuvent aussi engendrer des maux de tête, car ils favorisent le transport de la tyramine dans l'organisme, ce qui provoque la douleur. Parmi ceux-ci figurent les **fruits secs**, le **germe de blé** et les **mollusques** ; de la même manière, les **agrumes** favorisent l'absorption du cuivre par l'organisme.

NOTE
Consultez toujours votre médecin avant d'apporter des changements à votre régime.

Travailler sous un mauvais éclairage peut aussi engendrer des maux de tête. Si c'est votre cas, optez pour des aliments comme les **carottes**, riches en carotène, les **raisins**, qui contiennent des leucoanthocyanines, et les **groseilles**, bien pourvus en anthocyanines, afin de fortifier votre vue et d'optimiser votre santé oculaire.

Un foie trop occupé à éliminer les toxines peut aussi être responsable de maux de tête. Il est donc préférable d'éviter la surconsommation d'alcool, les fritures et les aliments gras. Ces aliments sont généralement responsables de maux de tête intenses, et un régime équilibré et riche en nutriments servira à les prévenir et à les soulager.

VITAMINES ET MINÉRAUX

Les vitamines sont des substances organiques composées de carbones, essentiels au processus de décomposition des calories et à la dispersion des nutriments dans les organismes vivants. Elles ne livrent pas d'énergie à l'organisme puisqu'elles ne contiennent pas de calories. Bien qu'elles n'agissent pas en tant que carburant, sans les vitamines et les minéraux notre organisme ne pourrait absorber les composantes alimentaires nécessaires à la fabrication des cellules et de l'énergie. C'est pourquoi les vitamines et les minéraux sont considérés comme des nutriments.

Lorsque notre régime alimentaire quotidien est déficient en vitamines et en minéraux, nous sommes plus vulnérables aux maladies, incluant les maux de tête. Ceux-ci peuvent se manifester en réaction à une déficience en vitamines et en oligoéléments essentiels au maintien d'une bonne santé et de l'équilibre physique et mental. Cette déficience peut donc engendrer certains maux. Inclure des suppléments vitaminiques et des minéraux peut être utile dans le traitement et la prévention des maux de tête. Nous vous proposons ici un guide des nutriments essentiels pour vaincre les maux de tête.

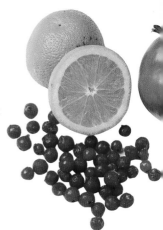

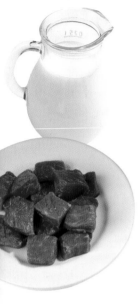

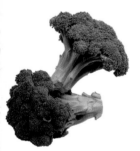

Vitamine B₁

Cette vitamine est essentielle au bon fonctionnement du système nerveux ; une déficience peut causer des maux de tête, un état nerveux, un manque de concentration, l'épuisement ainsi que d'autres types de troubles nerveux. Vos besoins quotidiens en vitamine B_1 seront comblés par un apport de **flocons d'avoine** et de **pain de blé entier**. Chaque portion de 100 g (3 $^1/_2$ oz) de flocons d'avoine contient 0,40 mg de vitamine B1 (une portion équivalente de pain blanc en contient 0,09 mg). Des aliments tels la **viande**, le **jaune d'œuf**, le **foie**, le **lait**, les **céréales entières**, les **graines de tournesol**, les **haricots**, les **légumes** et la **levure** en sont une bonne source.

Vitamine B₂

Une déficience de cette vitamine peut causer une fatigue oculaire et des maux de tête. Comme toutes les vitamines du complexe B, elle détend, combat l'insomnie et les maux de tête découlant d'une mauvaise posture, en plus d'avoir un effet bénéfique sur l'épiderme. Elle est présente dans les **épinards** (frais), le **brocoli**, les **produits laitiers**, la **viande**, le **poisson**, les **œufs**, le **riz brun**, la **farine de soja**, les **germes de luzerne**, les **légumes verts** et les **haricots secs**.

PETIT-DÉJEUNER SANTÉ

Dissolvez $^1/_2$ cuillerée à thé de levure dans 1 tasse d'eau tiède, et ajoutez 2 cuillerées à soupe d'huile (d'olive, de préférence) et 1 pincée de sel marin. Combinez ce mélange à 4 tasses de farine de blé entier et pétrissez jusqu'à l'obtention d'une pâte ferme et lisse. Couvrez de 2 tasses d'eau tiède environ. Laissez la pâte lever 30 minutes et pétrissez de nouveau. Formez des petites boules avec les mains et placez-les sur une tôle à biscuits rectangulaire, puis laissez reposer encore 30 minutes. Cuisez à température moyenne.

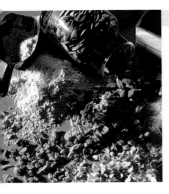

LES GRAINS ENTIERS

Ils sont ainsi appelés parce qu'ils n'ont pas subi de transformations, c'est-à-dire que le son (l'enveloppe) et le germe n'ont pas été retirés. Les céréales de grains entiers (ou céréales entières) servent à prévenir et à combattre les maux de tête, et leurs fibres contribuent au maintien d'un taux adéquat de sucre dans le sang. Pour prévenir les maux de tête, incorporez à votre petit-déjeuner des flocons d'avoine, de seigle ou d'autres céréales entières. De plus, les grains entiers préviennent le surmenage et sont riches en vitamines B et E, en calcium, en fer et en zinc.

Vitamine B$_3$

Des études ont montré que cette vitamine aide à prévenir et à soulager les maux de tête. Elle est essentielle au bon fonctionnement des vaisseaux sanguins. Une déficience provoque des symptômes nerveux et exacerbe le stress. La niacine (ou vitamine B$_3$) n'est pas détruite par la chaleur, la lumière, l'air ou les solutions basiques. Cependant, elle est rapidement éliminée par l'organisme, car c'est une vitamine hydrosoluble. Elle est présente dans le **poisson**, les **haricots**, la **farine de blé entier**, le **soja**, les **flocons d'avoine**, le **maïs**, les **tomates**, les **pommes de terre**, la **luzerne** et la **viande**.

Vitamine B$_5$

Cette vitamine est en fait un acide du complexe vitaminique B, hydrosoluble, qui possède des fonctions variées. Elle contribue au développement du système nerveux, sert à diffuser l'énergie des aliments, et à transformer le gras et le sucre en énergie. Une déficience engendre l'hypoglycémie, et par conséquent des maux de tête. Elle est également utile pour prévenir la fatigue. La dose quotidienne recommandée est de 6 mg, bien que son apport doive être plus important pour les athlètes qui dépensent plus d'énergie. Parmi les aliments riches en vitamine B$_5$, notons les **viandes**, surtout le **foie**, la **volaille** et le **poisson** ; les **fruits frais**, les **produits laitiers**, les **céréales** et les **légumes**.

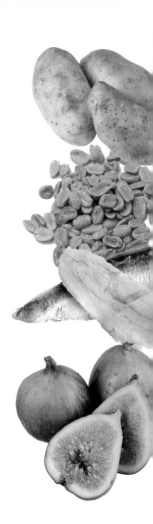

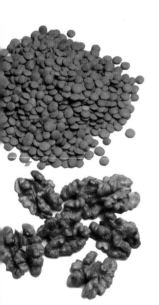

Vitamine B$_6$

Cette vitamine est essentielle pour rehausser la production de sérotonine (une hormone sécrétée par le cerveau), qui agit comme antidépresseur et neurotransmetteur, réduisant le risque de douleur continue. Plusieurs études ont montré que la vitamine B$_6$ intervient dans le traitement des maux de tête et de la fatigue. Si vous en prenez en capsule, il est déconseillé d'en consommer plus de 200 mg par jour. Les **pommes de terre**, les **bananes**, les **céréales entières**, les **raisins**, les **lentilles**, les **arachides**, le **foie**, la **dinde** et le **thon** en sont de bonnes sources.

Vitamine B$_{12}$

Les symptômes découlant d'une déficience ne se manifesteront qu'au bout de deux ou trois ans, et ont un effet démontré cliniquement sur le système nerveux ; l'irritabilité ainsi engendrée peut être la cause de maux de tête de tension. Aussi connue sous le nom de cyanocobalamine, elle joue un rôle important dans la formation des globules rouges et la régénération des tissus. Comme elle est hydrosoluble, jusqu'à 30 pour cent de vitamine B$_{12}$ sera perdu en faisant bouillir la viande et le poisson. Le **foie**, la **viande**, le **poisson**, les **entrailles** et les **œufs** en sont de bonnes sources, alors que le **lait** et les autres **produits laitiers** en contiennent un peu ; la consommation

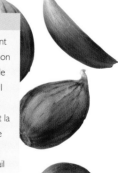

L'AIL

L'allicine est la plus importante composante active de l'ail, qui contient également des enzymes et des acides aminés qui prolongent son action antibactérienne. L'ail contient une abondance de minéraux, surtout le zinc et le magnésium, en plus des vitamines C, A, B$_1$, B$_2$, PP et E. Il stimule la production de bile (qui calme les crampes d'estomac) et ouvre l'appétit. L'ail favorise une bonne digestion, prévient l'enflure et la flatulence, stimule les sécrétions gastriques et renforce les parois de l'estomac et des intestins. Les effets puissants de l'ail seront plus marqués avec le temps ; la posologie conseillée est de 3 gousses d'ail par jour, ou encore 900 mg de poudre d'ail ou 9 capsules.

équilibrée de ces aliments comble les besoins de l'organisme en vitamine B$_{12}$.

Vitamine C

La quantité de vitamine C présente dans l'organisme décroît sous l'effet du stress ; c'est pourquoi il est important d'assurer un apport suffisant de vitamine C lorsque vous êtes stressé, pour prévenir les rhumes et les maux de tête. Un agrume par jour suffira à combler le besoin en vitamine C (par contre, il est déconseillé d'en manger avant les repas, car les agrumes augmentent le taux d'absorption du cuivre par l'organisme, ce qui peut provoquer les maux de tête). La vitamine C doit être consommée quotidiennement, car son effet n'est pas cumulatif. Elle est présente dans les **agrumes**, certains **légumes**, les **fraises**, les **kiwis**, les **goyaves**, les **groseilles**, les **oranges**, les **tomates** et les **poivrons rouges**.

Vitamine E

Aussi connue sous le nom de « alpha tocophérol », cette vitamine liposoluble est essentielle aux fonctions de l'organisme et prévient les maux de tête causés par la fatigue oculaire. D'une manière générale, elle maintient l'organisme en bonne santé en le protégeant contre les molécules toxiques résultant d'un métabolisme normal, celles qui sont aspirées par le système respiratoire et la bouche. Elle est surtout présente dans les **jaunes d'œufs**, les **huiles végétales** (**soja**, **arachide**, **riz**, **coton** et **noix de coco**), le **céleri**, les **légumes verts feuillus**, les **céréales** (surtout le **germe de blé**) et le **pain complet**.

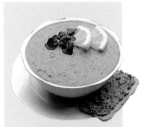

Acide folique

Il s'agit d'une vitamine du complexe B, hydrosoluble. L'apport d'acide folique est essentiel au régime quotidien puisque l'organisme ne peut le produire ni l'emmagasiner. Une déficience de cette vitamine nuira au système nerveux (produisant un état nerveux permanent, l'insomnie et des maux de tête provoqués par la tension). Il est utile pendant la ménopause, intervenant en augmentant les niveaux d'œstrogène dont un faible taux peut être la cause de maux de tête et de fatigue généralisée. C'est une vitamine essentielle pendant la grossesse et l'allaitement. L'acide folique peut avoir des effets bénéfiques dans le traitement des maladies du foie, des tumeurs, de l'alcoolisme et d'une déficience en vitamines C et B_{12}. Les **légumes verts feuillus**, les **légumes du potager**, les **fruits**, les **haricots** et les **pommes de terre** en sont une bonne source. Puisque cette vitamine est détruite sous l'effet de la chaleur, consommez de préférence des aliments frais ou cuits à la vapeur.

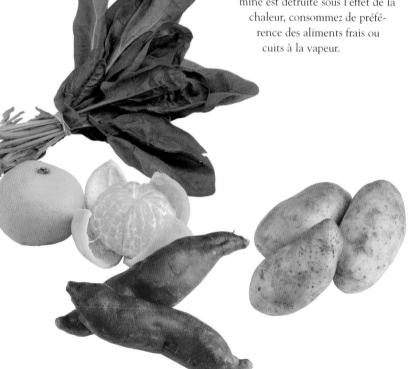

CÉLERI MIRACULEUX

Le céleri est un légume formidable pour soulager les maux de tête et d'autres affections provoquées par des situations stressantes. Ses composantes et leurs propriétés actives calment la douleur, sont riches en potassium, en phosphore et en vitamines C, B et E, ce qui en fait un excellent aliment pour contrer les maux de tête intenses. Au Moyen-Âge, le céleri était une plante miracle pour éclaircir les idées et fortifier l'âme. Il a été démontré depuis que les propriétés calmantes de ses nutriments essentiels aident à régler les fonctions du système nerveux central. Ses propriétés diurétiques soulagent les maux de tête causés par l'hypertension.

Mise en garde. Évitez de vous exposer directement au soleil après avoir mangé beaucoup de céleri, car votre peau y sera plus sensible.

JUS APAISANT
Blanchissez un pied de céleri pendant 2 minutes. Coupez-le en morceaux et placez ceux-ci dans un extracteur pour en retirer le jus (à boire deux fois par jour). Ou encore, passez un pied de céleri au mélangeur (avec les racines, les branches et les feuilles) en y ajoutant suffisamment d'eau. À boire deux à trois fois par jour. Ce jus apaise les maux de tête.

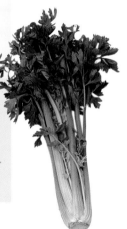

Zinc

Le zinc est une composante de l'insuline, laquelle est dépensée plus rapidement lorsque vous vivez des situations stressantes. Une déficience peut provoquer des maux de tête. Il est présent dans l'**ail**, les **huîtres**, l'**aloès**, les **graines de citrouille**, le **gingembre**, l'**agneau**, le **foie**, les **pois verts**, le **lait**, le **jaune d'œuf** et le **persil**.

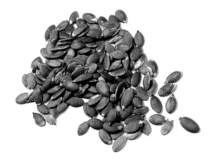
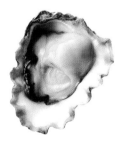

Chrome

Une déficience de cet oligoélément dans l'organisme risque d'engendrer un déséquilibre du taux d'insuline dans le sang et une modification de la dispersion des glucides, des acides aminés et des graisses. Le chrome, de concert avec l'insuline, sert à réguler le taux du sucre sanguin ; il assimile les graisses et accroît la masse musculaire. Il est présent dans le **jaune d'œuf**, la **viande rouge**, le **blé**, la **farine de blé entier** et la **mélasse**.

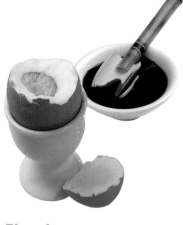

VINAIGRE DE CIDRE

Le vinaigre sous toutes ses formes est utilisé depuis toujours non seulement en tant que condiment, mais aussi en tant que boisson et remède naturel. Il contient des minéraux et des oligoéléments tels le calcium, le phosphore, le magnésium, le sodium et la silicone, en plus d'être riche en potassium. Il possède des propriétés régénératrices et curatives qui découlent de la synergie de tous ses ingrédients actifs. Il sert au traitement des maux de tête chroniques.

CONTRE LA MIGRAINE

Combinez 2 cuillerées à soupe de vinaigre de cidre et 1 cuillerée de miel dans 1 verre d'eau chaude, puis mélangez. Buvez-en 2 à 3 verres par jour, par petites gorgées, pour apaiser les maux de tête chroniques.

Phosphore

C'est l'oligoélément le plus abondant dans l'organisme, après le calcium. Il est essentiel aux réactions chimiques en captant, en transférant et en emmagasinant l'énergie. Très important pour les tissus nerveux, il assure les fonctions du système nerveux et contribue à récupérer d'un épisode de fatigue mentale accompagné de maux de tête et de difficultés de concentration. Une déficience donnera lieu à des pertes de mémoire, à des étourdissements et à des migraines. Il sera mieux absorbé par l'organisme en combinaison avec du calcium et de la vitamine D. Parmi les

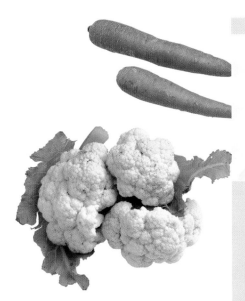

DES YEUX DE LAPIN

Il est bien connu que les carottes ont un effet positif sur la vue. C'est le légume-racine le plus chargé de minéraux, une formidable panacée pour les maux de tête provoqués par les troubles de la vue. Riche en phosphore, la carotte a d'excellents effets tonifiants sur les nerfs et les esprits fatigués.

JUS MÉDICINAL

Pour un traitement médicinal aux carottes, choisissez de préférence le jus qui en est extrait. Préparez-le avec une grande carotte lavée, râpée au-dessus d'une cretonne. Pliez la cretonne et essorez son contenu au-dessus d'une tasse ou d'un verre (une carotte de taille moyenne rendra environ 1 tasse de jus).

aliments riches en phosphore, mentionnons la **morue**, le **lait**, les **produits laitiers**, les **céréales entières**, les **noix**, les **amandes**, les **arachides**, les **figues**, les **champignons**, le **céleri**, l'**oignon**, le **chou-fleur**, le **persil** et les **poireaux**.

Fer

Un manque de fer provoquera une fatigue physique et mentale, des maux de tête et des sautes d'humeur. Le fer sert, entre autres, à transporter l'oxygène vers les tissus et le cerveau, et une déficience en fer entraînera probablement des douleurs et des tensions nerveuses. Il intervient dans le processus de la respiration ; combiné aux protéines, il contribue à la formation des globules rouges et au transport de l'oxygène. Ceux qui souffrent de maux de tête et de tension devraient prendre un supplément de fer, car celui-ci active les vitamines du complexe B et augmente la résistance physique. Il est présent dans les **algues**, le **foie**, les **œufs**, les **épinards**, les **lentilles** et les **sardines**.

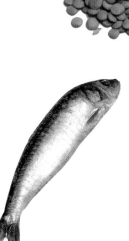

Magnésium

Nutriment important contre le stress, le magnésium contribue à la bonne santé des veines. Il réduit l'excitabilité des nerfs et favorise la relaxation musculaire. Il prévient les maux de tête provoqués par la tension et la nervosité, en plus d'apaiser les sautes d'humeur. Une déficience en magnésium est souvent associée à d'autres manquements nutritionnels résultant d'un régime inadéquat chargé d'aliments surgelés et transformés. Le magnésium est présent dans la **cassonade**, les **amandes**, les **céréales entières**, les **noix**, les **fèves de soja**, les **graines de sésame**, les **figues sèches** et les **légumes verts**.

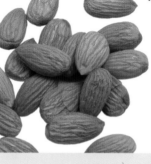

SUCCULENTES POIRES

Certains fruits riches en sucre sont bénéfiques pour prévenir et combattre les maux de tête provoqués par un manque de nutriments. Par exemple, les poires sont riches en magnésium, en potassium, en vitamines B_1, B_2, B_6 et E, en plus du calcium, du phosphore et du cuivre. Elles abondent en sucres et en fibres, sont facilement digérées et sont faibles en calories et en sodium. Elles livrent plusieurs vitamines, parmi lesquelles l'acide folique, une vitamine du complexe B. Elles sont chargées de potassium et agissent directement et favorablement sur la santé du système nerveux.
Mise en garde. Les poires peuvent exacerber la gastrite et la diarrhée.

MOUSSE À LA POIRE
Dissolvez 2 cuillerées à soupe de farine de riz dans 1 verre de lait et faites chauffer dans une casserole en ajoutant peu à peu 1 cuillerée à thé de sucre. Retirez du feu au point d'ébullition et ajoutez une poire râpée ou en compote, le zeste d'un demi-citron et un blanc d'œuf préalablement battu en neige. Mélangez doucement avec une spatule en bois. Versez dans des coupes et placez au réfrigérateur. Cette mousse peut être servie froide ou à la température de la pièce.

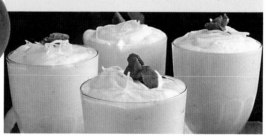

Potassium

C'est un minéral essentiel au système nerveux. Une déficience peut causer des maux de tête provoqués par la nervosité et le stress chronique, l'insomnie et la dépression. Il est présent dans le **céleri**, le **chou-fleur**, la **laitue**, les **haricots**, les **bananes**, les **dattes** et les **épinards**.

GRAINES DE TOURNESOL

Les graines de tournesol sont riches en vitamine E, en phosphore, en magnésium et en potassium, et elles sont formidables pour traiter les maux de tête et les vertiges. Aromatiques et savoureuses, elles peuvent être mangées crues ou rôties et salées. Elles peuvent également être ajoutées à plusieurs pâtisseries.

Mise en garde. Les graines de tournesol ont une forte teneur en gras, ce qui leur confère des propriétés lubrifiantes et laxatives. Par conséquent, les personnes souffrant de troubles digestifs doivent en consommer modérément.

SOULAGEMENT DE LA DOULEUR
Broyez grossièrement ½ cuillerée à soupe de graines de tournesol et mélangez avec I cuillerée à soupe de sucre. Ajoutez de l'eau et buvez avant d'aller au lit.

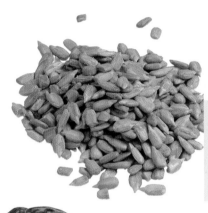

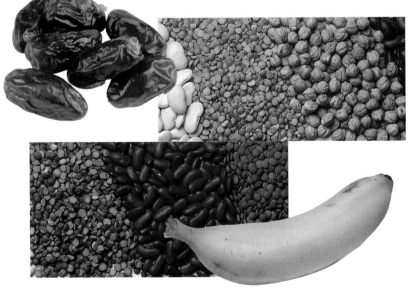

Un régime détoxifiant

Un régime détoxifiant étalé sur une semaine peut servir de traitement efficace et complémentaire des maux de tête, car il élimine les toxines tout en revitalisant l'esprit et le corps. Ce régime n'est proposé qu'aux individus en bonne santé, et après consultation médicale.

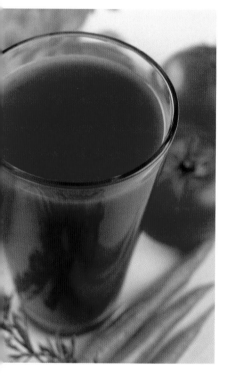

Il s'agit d'un régime de base, riche en légumes et en protéines maigres. Les plats sont composés principalement de salades et de céréales, tels le soja, le blé et le riz brun. Et pour le petit-déjeuner et les collations, des jus de fruit et des légumes.

Consignes d'ordre général

- Au petit-déjeuner, buvez un mélange composé de parts égales de jus d'orange et de carotte frais (voir la recette à la page 59).
- Pour les collations, prenez des jus en alternance (par exemple, du jus de citron, de pamplemousse, de pomme et d'orange). Buvez un jus différent chaque jour.
- Pour le dîner et le souper, préparez des salades variées, que vous pouvez combiner. Elles seront accompagnées de hamburgers de soja (ou de tout autre plat à base de soja, de blé ou de riz), de noix de Grenoble et de trois œufs par semaine.
- Pour une vinaigrette santé, utilisez de l'huile d'olive ou de l'huile naturelle de tournesol, du vinaigre et du sel.
- Pour le dessert : de la gélatine ou un thé à la menthe.

CAROTTES ET ORANGES

Préparez un jus matinal avec ¹/₂ tasse de jus d'orange et ¹/₂ tasse de jus de carotte (à extraire de 2 petites carottes, pelées et hachées).

N'ajoutez pas d'eau si vous les passez à l'extracteur. Si vous les passez au mélangeur, ajoutez un peu d'eau pour la texture. Augmentez ce jus d'une cuillerée à soupe de germe de blé et mélangez complètement. À boire tôt le matin.

REPAS LÉGERS

Les salades fraîches sont riches en légumes et constituent un repas formidablement détoxifiant. Elles sont un bon choix pour un repas léger et peuvent être servies en accompagnement d'autres plats. Optez de préférence pour des légumes saisonniers car ils seront plus frais, plus savoureux et plus économiques.

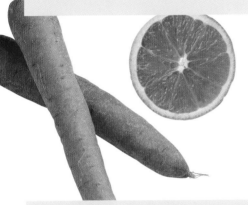

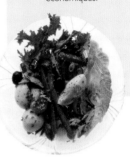

LUNDI

PETIT-DÉJEUNER
• Un jus d'orange et de carotte frais (voir la recette ci-dessus).

DÎNER
Salade du potager
• Faites bouillir un petit chou blanc 3 minutes et bouillir séparément un sachet de 500 g (1 lb) de pois surgelés, puis, dans une autre casserole, 4 courgettes vertes (les placer dans un bain d'eau froide pour arrêter la cuisson). Débitez les courgettes en cubes et placez tous les ingrédients dans un saladier avec 2 petites carottes finement coupées en rondelles (presque transparentes), 2 tomates hachées, quelques tranches minces de céleri et une pomme de laitue frisée. Enrobez d'une vinaigrette d'huile d'olive et de vinaigre de cidre assaisonnée de sel et de poivre.

COLLATION
• Un jus de pomme.

SOUPER
Un hamburger de soja accompagné d'une salade de tomates au basilic.
• Tranchez quelques tomates bien mûres (et fraîches) et aspergez-les d'une cuillerée d'huile d'olive et d'une cuillerée de vinaigre, avec une pincée de sel et de poivre. Saupoudrez de feuilles de basilic déchiquetées à la main.

MARDI

PETIT-DÉJEUNER
• *Un jus d'orange et de carotte frais (voir la recette à la page 59).*

DÎNER
Salade de poivrons rôtis
• *Faites rôtir à l'avance plusieurs poivrons rouges et verts (soit au four, soit sur la cuisinière, recouverts de papier d'aluminium, soit dans une poêle à frire, soit sur le gril, soit au micro-ondes ; la clé de la réussite est de griller la peau afin de la retirer facilement). Une fois rôtis, pelés et cuits, coupez-les en languettes et ajoutez des tomates cerises, un peu d'oignon finement haché et de l'ail écrasé. Enrobez d'un mélange d'huile d'olive et de sel.*

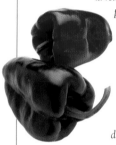

COLLATION
• *Un jus de pamplemousse.*

SOUPER
Un hamburger de soja accompagné d'un taboulé (salade moyen-orientale composée de blé et de fines herbes).
• *Faites tremper 180 g (6 oz) de blé bulgur dans de l'eau froide, égouttez et comprimez avec les mains. Hachez 8 échalotes (sans le vert), 3 tomates et 1 grand bouquet de persil frais, sans les tiges. Mélangez avec le blé bulgur et enrobez d'une vinaigrette d'huile d'olive et de jus de citron, assaisonnée de sel et de poivre. Le taboulé accompagne merveilleusement bien les hamburgers de soja (voir la recette ci-dessous).*

BOULETTES DE RIZ

Le riz brun, nutritif et bourratif, peut être servi en boulettes. Combinez le riz cuit avec un oignon mariné dans l'huile, et assaisonnez de sel, de poivre et de persil haché. Mélangez bien les ingrédients et façonnez les boulettes avec les mains. Passez les boulettes à la poêle ou cuisez-les au four.

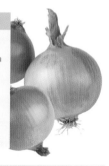

HAMBURGERS AU SOJA

Écrasez 2 tasses de fèves de soja cuites et encore chaudes, et combinez avec 2 tasses de riz brun cuit (également chaud), ajoutez de l'ail et du persil frais haché. Assaisonnez au goût d'une pincée de sel et d'une cuillerée à thé d'origan. Façonnez les boulettes avec les mains et enduisez de chapelure. Cuisez au four à haute température plus ou moins 10 minutes.

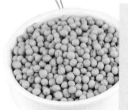

MERCREDI

PETIT-DÉJEUNER
• Un jus d'orange et de carotte frais
(voir la recette à la page 59).

DÎNER
Salade Tao
• Coupez en lamelles minces 8 feuilles de
chou chinois, 1 navet, 2 branches de
céleri, 2 carottes (bien tendres), 2 courgettes et 1 racine de gingembre. Faites
bouillir 200 g (7 oz) de riz blanc pendant 5 minutes, puis égouttez. Placez
tous les ingrédients au bain-marie, et
quand le riz est en fin de cuisson, ajoutez 100 g (3 1/2 oz) de germes de haricot
et laissez reposer quelques minutes. Retirez du bain-marie et laissez refroidir.
Saupoudrez de graines de sésame ou
enrobez d'huile de soja ou de sauce soja.

COLLATION
• Un citron pressé.

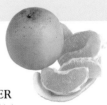

SOUPER
**Boulettes de riz de grains entiers
et salade de champignons**
• Lavez et tranchez 200 g (7 oz) de
champignons. Faites mariner dans un
mélange d'huile d'olive et de jus de
citron avec 1 cuillerée à thé d'oignon
haché, du persil et de l'estragon hachés,
du sel et du poivre. Servez avec les
boulettes de riz (voir la recette à la
page 60).

JEUDI

PETIT-DÉJEUNER
• Un jus d'orange et de carotte frais
(voir la recette à la page 59).

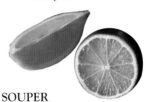

DÎNER
Salade de légumineuses
• La veille, faites tremper séparément
250 g (8 oz) de pois chiches, 250 g
(8 oz) de lentilles et 250 g (8 oz) de
haricots blancs, et cuisez-les dans une
grande quantité d'eau avec une pincée
de sel. Une fois cuits, égouttez-les et
laissez refroidir. Combinez dans un saladier avec 1 oignon et 2 carottes coupés
en julienne. Enrobez d'huile d'olive, de
vinaigre et d'une pincée de sel.

COLLATION
• Un jus d'orange.

SOUPER
Salade légère
• Lavez et déchiquetez une tête de laitue
pommée, ajoutez quelques endives, des
épinards, du cresson, de la roquette,
du céleri, des tomates cerises, un cœur
de palmier et des asperges blanches.
Enrobez d'huile d'olive et de quelques
herbes fraîches.

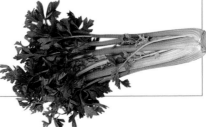

VENDREDI

PETIT-DÉJEUNER
- *Un jus d'orange et de carotte frais (voir la recette à la page 59).*

DÎNER
Salade légère
- *Cuisez séparément 100 g (3 ¹/₂ oz) de pommes de terre, 100 g (3 ¹/₂ oz) de petits pois, 100 g (3 ¹/₂ oz) de haricots blancs et 100 g (3 ¹/₂ oz) de pois de senteur. Laissez refroidir et combinez avec des tomates en dés et 1 petit oignon coupé en rondelles ; enrobez d'huile d'olive, de vinaigre et d'une pincée de sel.*

COLLATION
- *Un jus de pomme.*

SOUPER
Tarte aux légumes et salade de courges
- *Pour la tarte, garnissez une assise de pâte de soja (voir la recette à la page 63) de vos légumes préférés.*
- *Pour la salade, coupez la courge en deux et placez-la au four avec de l'huile d'olive, du poivre et du sel. Laissez refroidir avant d'assembler la salade avec la courge, des feuilles de radis et des tomates séchées au soleil et réhydratées.*

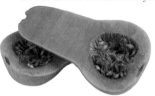

SAMEDI

PETIT-DÉJEUNER
- *Un jus d'orange et de carotte frais (voir la recette à la page 59).*

DÎNER
Salade braisée
- *Rôtissez au four ou passez sur le gril 1 oignon entier, 1 poivron, 1 courgette et 1 aubergine. Laissez refroidir, pelez et coupez en juliennes. Ajoutez de l'ail haché, une pincée de sel et de l'huile d'olive.*

COLLATION
- *Un jus de pamplemousse.*

SOUPER
Pâtés de soja au fromage et salade sucrée
- *Pour la salade, pelez et tranchez 3 pommes et 2 carottes. Ajoutez une vinaigrette composée d'huile d'olive, de sel, de citron et de quelques gouttes de sauce soja. Ou encore, mélangez des quartiers d'orange et d'oignon enrobés de la même vinaigrette, une combinaison délicieuse. Voir ci-dessous pour la recette des pâtés de soja.*

PÂTÉS DE SOJA

Combinez 250 g (8 oz) de fèves de soja cuites et en purée, 300 g (10 oz) de farine de blé entier, du sel de mer, de l'ail, du persil et de l'origan. Faites une galette mince avec un rouleau à pâte, découpez les pâtés avec une tasse ou un couteau, et faites bouillir quelques minutes (jusqu'à ce qu'ils flottent). Égouttez et enrobez de chapelure. Les pâtés peuvent être poêlés ou cuits au four, tels quels ou enrobés d'une sauce tomate.